“你应该知道的医学常识”大型医学知识普及系列

总主编　舒志军
周　铭
主　编　吴　坚

明明白白看糖尿病

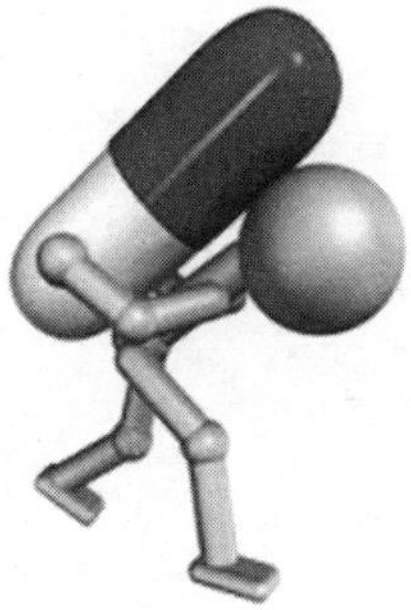

科学出版社
北　京

内 容 简 介

本书旨在通过结合真实的临床病例，用通俗易懂的语言向读者普及糖尿病的相关知识。本书介绍了糖尿病的诊断，并发症及伴发症、治疗、预防及护理等方面知识，同时采用知识问答的形式，对糖尿病患者在诊治过程中所关心的问题进行详细的解读。

本书适合糖尿病患者及其家属阅读，也可供临床医护人员、医学生参考使用。

图书在版编目（CIP）数据

明明白白看糖尿病 / 吴坚主编. — 北京：科学出版社，2017.1

（"你应该知道的医学常识"大型医学知识普及系列）

ISBN 978-7-03-050621-4

Ⅰ. ①明… Ⅱ. ①吴… Ⅲ. ①糖尿病–诊疗 Ⅳ. ①R587.1

中国版本图书馆CIP数据核字（2016）第272735号

责任编辑：闵 捷

责任印制：谭宏宇 / 封面设计：殷 靓

科学出版社 出版

北京东黄城根北街16号

邮政编码：100717

http://www.sciencep.com

南京展望文化发展有限公司排版

上海欧阳印刷厂有限公司印刷

科学出版社发行 各地新华书店经销

*

2017年1月第 一 版 开本：A5（890×1240）

2017年1月第一次印刷 印张：2 1/2

字数：56 730

定价：20.00元

（如有印装质量问题，我社负责调换）

“你应该知道的医学常识”大型医学知识普及系列总编委会

《明明白白看糖尿病》编委会

主 编

吴 坚

副主编

谢 心 徐 艺

编 委

（按姓氏笔画排序）

丁亚琴 刘继博 吴 坚 沈晓喻
陆 侃 邵筱宏 竺春玲 周 静
徐 艺 谢 心

序

我院的中西医结合工作开始于20世纪50年代，兴旺于60年代，发展于80年代，初成于90年代，1994年我院正式被上海市卫生局命名为“上海市中西医结合医院”。如今，上海市中西医结合医院已发展成为一所具有明显特色的三级甲等中西医结合医院、上海中医药大学附属医院。从上海公共租界工部局巡捕医院开始，到如今“精、融、创、和”医院精神的秉持，八十几载传承中，中西医结合人始终将“业贯中西、博采众长、特色创新、精诚奉献”的理念作为自己的服务宗旨。

提倡中西医并重、弘扬中西医文化、普及中医药知识一直是中西医结合人不懈努力的内容，科普读物的编写也是这一内容的重要组成部分。医学科普读物是拉近医护工作者和患者距离的有力工具，通过深入浅出、平实易懂的文字，能够让人们更好地了解医学、理解医生，也能使医生和患者之间的沟通更加顺畅。

本院相关科室医护工作者积极编写了“你应该知道的医学常识”大型医学知识普及系列，通过临床鲜活的病例介绍和医生丰富的经验记录，强调突出中西医结合诊断及治疗特色，着眼于人们的实际需求，为人们提供更具参考性、更为通俗易懂的医学知识，提高人们对医学科学知识的了解。此次“你应该知道的医学常识”大型医学知识普及系列的编写，也是我院在常见病患者及普通人群健康管理方面所做的一次努力。

我相信，对于患者、健康关注者还是临床医护人员，这都是一套值得阅读的好书！

上海中医药大学附属上海市中西医结合医院院长

2016年11月

前 言

可能每一位糖尿病患者都在思考：我究竟是怎么会得糖尿病的？是吃了太多甜食的缘故？现在科学技术在不断创新，医学这么发达，治疗糖尿病的药物越来越多，为什么身边得糖尿病的人反而越来越多？关于糖尿病的发病机制，简单来说，糖尿病是遗传因素与多种环境因素作用的结果，与胰岛素分泌绝对或相对不足、胰岛素抵抗、免疫反应等多方面因素有关，是一组代谢紊乱综合征。再者，随着目前糖尿病发病率的逐年上升，糖尿病及其急慢性并发症的危害越来越受到人们的重视，2013年“联合国糖尿病日”的主题为“糖尿病教育与预防”。因此，糖尿病治疗“五驾马车”(糖尿病教育、饮食疗法、运动治疗、药物治疗、血糖监测)中的糖尿病教育也越来越具有极其重要的地位。只有让患者认识到糖尿病的严重性，才会认认真真地去控制血糖、预防并发症。

“民以食为天”，对糖尿病患者来说，如何吃得更科学、更合理尤为重要；“上工不治已病，治未病”，对糖尿病的防治，除了在良好生活方式的基础上控制血糖，更需要预防糖尿病的各种急慢性并发症的发生及降压、调脂、抗凝等综合治疗。

本书以一例经典病例引入，围绕糖尿病及其并发症的防治这一主线展开，并以知识问答的形式加以阐述，以期为糖尿病患者及其家属提供帮助和指导，也希望本书能成为读者们的良师益友。

参加本书编写的是上海中医药大学附属上海市中西医结合医院内分泌科的医护人员，在此，对相关人员付出的辛勤劳动及大力支持表示衷心感谢。本书在编写过程中，经多次修改，参考了相关的资料文献、书籍等，在此一并向这些学者表示感谢。

由于编写时间紧，不足之处在所难免，敬请专家学者及广大读者批评指正，让我们弥补不足，修订再版。

主编

2016 年 7 月

目 录

第一章　经典病例

第一节　病历摘要

患者，张先生，男，46岁。因“反复口干多饮半年余，加重两周”，于5个月前由门诊拟“初发糖尿病、糖尿病酮症”收治入院，入院后予以胰岛素静脉滴注及胰岛素泵降糖纠正酮症治疗，后改为门冬胰岛素30联合盐酸二甲双胍片口服以控制血糖，患者血糖水平明显下降，血糖稳定后出院。门诊随访患者血糖偏低，故胰岛素用量减量直至停用胰岛素治疗，仅予盐酸二甲双胍片口服，血糖控制良好。

第二节　病　史

·现病史·

患者张先生体形偏胖，平时生活不规律，爱喝可乐、雪碧等碳酸饮料，最多1天喝2 L可乐，喜欢打游戏、KTV唱歌、吃夜宵等。近半年来张先生自觉口干多饮明显，每日饮水后口干症状未见改善，体重也较前下降5 kg，近两周来上述症状较前加重，神疲乏力，视物模糊，动则汗出，以夜间为甚。无明显多食、易饥及多尿，无四肢末端麻木酸痛，无皮肤瘙痒，无泡沫尿，无发热，无眼目干涩，无心悸心慌，无突眼手抖等表现，无头晕及恶心呕吐，为进一步诊治、内分泌科门诊收治入院。

· 既往史及家族史 ·

否认既往有特殊病史；吸烟饮酒史20年；母亲患有糖尿病及高血压病，外公患有糖尿病。

第三节　检　查

· 体格检查 ·

（1）身高（175 cm），体重（93 kg），体重指数（BMI）（30.37 kg/m²），腰围（105 cm）。

（2）体温（36.8 ℃），心率（76次/分），呼吸（18次/分），血压（125/75 mmHg）。

（3）两肺呼吸音清，未闻及干湿性啰音，心率律齐，心脏各瓣膜听诊区未闻及病理性杂音，腹软，无压痛，双下肢不肿，双侧足背动脉搏动有力。舌淡红少津，苔薄白，脉弦细。

· 实验室检查及其他辅助检查 ·

（1）血糖测定：随机毛细血管血糖（25.6 mmol/L），血酮（2.4 mmol/L）。

（2）尿常规：尿糖（++++），尿酮体（++）。

（3）口服葡萄糖糖耐量试验（尿液检查）：0分钟（8.6 mmol/L），30分钟（21.5 mmol/L），1小时（23.4 mmol/L），2小时（18.9 mmol/L）。

（4）胰岛素释放试验：0分钟（165.28 pmol/L），30分钟（325.30 pmol/L），1小时（426.03 pmol/L），2小时（543.42 pmol/L）。

（5）C肽释放试验：0分钟（1.36 ng/mL），30分钟（4.86 ng/mL），1小时（5.43 ng/mL），2小时（6.78 ng/mL），糖化血红蛋白（12.3%）。

（6）血脂测定：血清总胆固醇（5.12 mmol/L），高密度脂蛋白胆固醇（1.13 mmol/L），低密度脂蛋白胆固醇（3.47 mmol/L），三酰甘油（1.70 mmol/L）。

（7）糖尿病自身抗体检测：抗谷氨酸脱羧酶抗体测定（GADAb）（−），抗胰岛素抗体测定（IAA）（−），抗胰岛细胞抗体测定（ICA）（−）。

（8）血气分析、肝肾功能、尿酸、甲状腺功能、尿微量白蛋白/肌肝检查：均正常。

（9）腹部B超检查：脂肪肝、胆囊胆固醇结晶。

（10）心电图，胸片，眼科会诊，心脏超声，颈动脉及下肢动脉、甲状腺B超，肌电图检查：均正常。

第四节　诊　断

·西医诊断·

2型糖尿病，糖尿病酮症，脂肪肝，单纯性肥胖症。

·中医诊断·

消渴病（气阴两虚）。

第五节　治　疗

·治疗原则·

糖尿病相关知识宣教，控制饮食，运动锻炼，纠正酮症，控制血糖，防治并发症，完善相关检查。

·治疗经过·

入院后予以查血气分析正常，考虑为单纯的糖尿病酮症，无代谢性酸中毒，治疗上以纠正酮症、控制血糖、防治并发症为主，予补液、胰岛素静脉滴注治疗、补钾等，并予胰岛素泵强化治疗；酮体转阴，血糖水平稳定后，予以口服糖耐量试验及同步胰岛素及C肽兴奋试验检测，评估胰岛功能等，改为早晚餐前皮下注射门冬胰岛素30联合盐酸二甲双胍片口服，并予阿司匹林肠溶片抗血小板聚集，阿托伐他汀钙片调脂，α-硫辛酸针抗氧化应激，生脉针益气养阴。中医治疗：益气养阴、润燥生津，方拟“生脉散”加减。

第六节　结　果

患者空腹血糖维持在5.7～6.5 mmol/L，餐后2小时血糖维持在7.6～8.5 mmol/L，住院期间血糖控制情况良好，未有低血糖情况发生，病情稳定后出院。

第七节　预　后

· 预后预期 ·

患者属于初发的2型糖尿病，大血管和微血管并发症均不明显，所以远期预后较好。

· 随访意见 ·

严格按照糖尿病治疗的“五架马车”原则，积极控制饮食、加强运动、每日监测血糖水平，予以口服降糖药及胰岛素注射。

· 随访结果 ·

1. 第一次随访（半个月后）　患者诉偶有低血糖发生，最低血糖为3.8 mmol/L，考虑患者自身的胰岛功能逐渐恢复，胰岛素抵抗情况改善，故予减少胰岛素剂量，盐酸二甲双胍片剂量不变继续治疗。

2. 第二次随访（一个月后）　空腹血糖（5.1～5.4 mmol/L），患者已自行将胰岛素用量减量，血糖稳定，又经过半月后患者停胰岛素注射，仅予以盐酸二甲双胍片1片，每日2次，口服，血糖控制可。

3. 第三次随访（两个月后）　身高（175 cm），体重（88 kg），体重指数（BMI）（28.73 kg/m^2）；空腹血糖（5.7 mmol/L），餐后2小时血糖（7.9 mmol/L），糖化血红蛋白（5.0%）；继续盐酸二甲双胍片1片，每日2次，口服。

· 家庭护理指导 ·

避风寒、慎起居、畅情志、调饮食，勤运动，戒烟戒酒，规律生活方式，监测体重变化按时服用降糖药物，每日监测血糖，专科门诊定期随访。

第二章　病例剖析

第一节　糖尿病的历史

我国对糖尿病的认识最早，古代称之为“消渴”，在殷墟甲骨文字中，记载了16种疾病，其中即有“尿病”；在公元前四世纪的《黄帝内经・素问》中称之为“消瘅”并记载有口甘与多尿等症状；以后的历代医书中均包括这些典型的症状。

汉代张仲景在《伤寒杂病论》对糖尿病（消渴）“三多”症状予以记载，提出消渴症由肾虚所致，并用肾气丸治疗，至今仍应用于临床；隋代巢元方在《诸病源候论・消渴候》曰：“其病变多发痈疽”，对其的并发症予以描述；唐代甄立言在其《古今录验方》中给消渴病下了一个定义：“渴而饮水多，小便数，无脂似麸片甜者，皆消渴病也”，此一论点并为唐初王焘所著《外台秘要》所转述；到了明代王肯堂在《证治准绳》中对“三消”的临床分类作了规范，渴而多饮为上消（经谓膈消），消谷善饥为中消（经谓消中），渴而便数有膏为下消（经谓肾消）。总的来说，阴虚为本，燥热为标是糖尿病的基本病机，临床上以“气阴两虚”最为多见，益气养阴、润燥生津是糖尿病的基本治疗原则。

西方人对糖尿病的认识始于古埃及纸莎草上有关一些疾病的记载，其中一种为多尿；康那理惟士为欧洲第一位描绘糖尿病症状的人；小亚细亚土耳其的泰乌斯观察到一个患者多饮十分严重，称之为“diabetes”（意思是多饮而尿频，如同液体在一个虹吸弯管中不停地流动，他把身体比做一根管子，一头吸水一头放水，水穿过身体不停地流过），指出肌肉及肢体溶解化为尿液，患者不停地饮水、排尿，生命短促，不幸而痛苦，如果得不到饮水即口干、身体干燥，患者恶心、烦躁不安、剧渴，不久即死亡；古罗马医师盖仑也遇到过烦渴、多饮、多尿的患者。

9～10世纪，阿拉伯医学发达，阿维森纳所著《医典》中描述了关于糖尿病的临床表现，并提到此病的两种并发症：坏疽及性功能丧失；接着18世纪威廉、卡伦及约翰·罗洛在“diabetes”后面加上一个形容词“mellitus”（拉丁文，意为甜蜜），此后该病即被称为糖尿病；而克洛德、贝尔纳德观察到正常人血糖水平的变化及糖尿病患者血糖的异常表现，并于1859年指出，高血糖是糖尿病的主要特点；1828年施托施指出糖尿病患者可有昏迷；1857年彼得斯发现酮尿；1884年格哈特发现酮尿中的成分乙酰乙酸；1888年克鲁兹、曼科斯基发现酮尿中的又一成分——β羟丁酸；19世纪90年代瑙宁开始采用“酸中毒”这个名词。

关于糖尿病和胰腺之间关系的研究，1788年考利描述了糖尿病患者胰腺病变；1869年朗格汉斯在其学生时代就描述了胰岛的形态特点；1889年梅林和明可夫斯基观察到狗切除胰腺后患糖尿病；1893年爱德华、朗格斯认为胰岛是分泌对抗糖尿病激素的场所，并将其命名为“朗氏小岛”；1916年谢弗将“朗氏小岛”产生的激素命名为胰岛素。

1916年，包斯可从动物胰腺提取出胰岛素；班廷和贝斯特在1921年也从动物胰腺提取出胰岛素，并用于临床，证实其对糖尿病患者有降低血糖的作用（为了纪念胰岛素的发明人、诺贝尔生理学或医学奖的获得者班廷，世界卫生组织和国际糖尿病联合会把班廷生日即每年11月14日确立为“联合国糖尿病日”）；1936年哈格道恩发现胰岛素与鱼精蛋白结合可延长胰岛素的作用；1955年桑格阐明了胰岛素的分子结构；1965年我国首先人工合成胰岛素，随后美国、德国也成功人工合成胰岛素。

第二节　胰腺的解剖学相关知识

胰腺是人体最大的腺体，外形狭长，长12～16 cm，宽3～4 cm，厚1.5～2.5 cm，重约80 g，位于上腹部腹膜后，横跨第1～2腰椎间，可分头、颈、体和尾四部。头、颈部在腹中线右侧，居于十二指肠弯内。体、尾则在腹中线左侧，毗邻胃大弯、脾门和左肾门。胰腺质软，无纤维包膜，其腹侧为后腹膜所覆盖。胰颈为胰头和胰体之间的狭窄部，其后有肠系膜动、静脉（图1）。胰体向脊柱左侧延伸，向后向上行至左肾上腺和左肾上部的前方，延续为胰尾而终止于脾门处。胰体周围的血管有位于后方的腹主动脉和脾静脉，脾静脉的走向与胰腺长轴一致。胰体上方有腹腔动脉和脾动脉，胰腺下方有左肾动脉。

胰腺具有外分泌和内分泌两种功能。胰腺的外分泌部分分泌的主要成分为胰液，是一种透明的等渗液体，主要成分为各种消化酶（淀粉酶、胰蛋白酶、糜蛋白酶、胰脂肪酶等）及水和碳酸氢盐。胰液的分泌受迷走神经和体液的双重控制，但以体液调节为主。胰腺的内分泌部分主要由胰岛构成。胰岛是大小不等、形状不定的细胞集团，散布于腺泡之

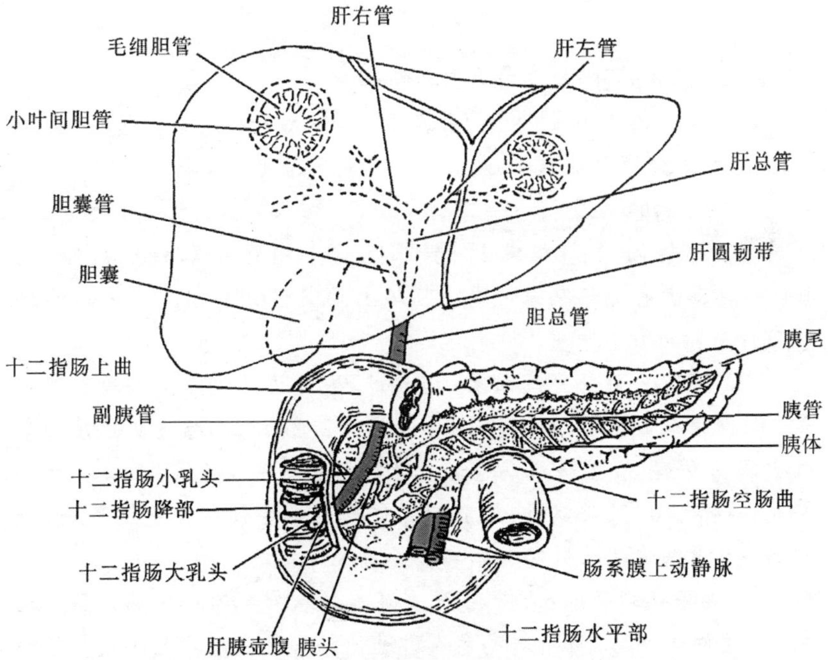

图1　胰腺解剖示意图

间。胰腺约有100万个胰岛，主要分布于胰体和胰尾。胰岛由多种细胞构成，以β细胞为主，分泌胰岛素；其次是α细胞分泌胰高糖素以及D细胞分泌生长抑素等，胰岛素是可以有效降低血糖的激素，与糖尿病患者息息相关。

第三节　知识问答

一、糖尿病概述

·什么是糖尿病?·

糖尿病是一组以慢性血葡萄糖（简称血糖）水平增高为特征的代谢性疾病，是由胰岛素分泌和（或）作用缺陷所引起，可引起多系统损害，导致慢性进行性病变、功能减退，病情严重或应激时可发生急性严重代谢紊乱。糖尿病是包括遗传及环境因素在内的多因素共同作用的结果。

·糖尿病的病因及高危人群有哪些?·

第一章经典病例中的患者张先生，其母亲外公患有糖尿病，且其生活不规律、爱喝含糖饮料，是引发其糖尿病的重要因素。

1. 糖尿病的病因

（1）遗传因素：1型或2型糖尿病患者均存在家族发病倾向，1/4～1/2患者有糖尿病家族史。临床上至少有60种以上的遗传综合征可伴有糖尿病。

（2）环境及自身免疫因素：进食过多、体力活动减少导致的肥胖是2型糖尿病最主要的环境因素，使具有2型糖尿病遗传易感性的个体更容易发病。1型糖尿病患者多数存在免疫系统异常，在某些病毒如柯萨奇病毒、风疹病毒、腮腺病毒等感染后导致自身免疫反应，破坏胰岛素β细胞从而引发糖尿病。

2. 糖尿病的高危人群　易患糖尿病的人群称为糖尿病的高危人群，在条件允许时，可针对高危人群进行糖尿病筛查。成年人糖尿病高危人群包括大于18岁的成年人，其具有下列任何1个及以上的糖尿病危险因素者。

（1）年龄≥40岁。

（2）有糖调节受损史。

（3）超重（BMI≥24 kg/m²）或肥胖（BMI≥28 kg/m²）和（或）中心型肥胖（男性腰围≥90 cm，女性腰围≥85 cm）。

（4）静坐生活方式。

（5）一级亲属中有2型糖尿病家族史。

（6）有巨大儿（出生体重≥4 kg）生产史或妊娠糖尿病史的妇女。

（7）高血压[收缩压≥140 mmHg和（或）舒张压≥90 mmHg（1 mmHg=0.133 Pa）]，或正在接受降压治疗。

（8）血脂异常[HDL-C≤0.91 mmol/L（≤35 mg/dL）、三酰甘油≥2.22 mmol/L]，或正在接受调脂治疗。

（9）动脉粥样硬化性心脑血管疾病患者。

（10）有一过性类固醇糖尿病病史者。

（11）多囊卵巢综合征（PCOS）患者。

（12）长期接受抗精神病药物和（或）抗抑郁药物治疗的患者。

在上述各项中，糖调节异常是最重要的2型糖尿病高危人群，每年有1.5%～10.0%的糖耐量减低患者发展为2型糖尿病，糖尿病筛查有助于早期发现糖尿病，提高糖尿病及其并发症的防治水平。

· 糖尿病的分类及发病机制是什么？·

张先生入院后查空腹C肽（1.36 ng/mL），半小时C肽（4.86 ng/mL），2小时C肽（6.78 ng/mL），从实验室结果来看，张先生胰岛素分泌的高峰是餐后2小时，正常情况下胰岛素分泌高峰为餐后0.5~1小时。因此张先生胰岛素分泌高峰延迟，且胰岛素作用的生物效应性降低，被诊断为2型糖尿病。

糖尿病一般可分为四类：1型糖尿病、2型糖尿病、妊娠糖尿病和其他特殊类型糖尿病。其中2型糖尿病患者占95%。也就是说，在诊断为糖尿病的患者中多数为2型糖尿病。

糖尿病发病机制是由于胰岛素分泌缺陷或其生物作用受损，或两者兼有引起。长期存在的高血糖，导致各种组织，特别是眼、肾、心脏、血管、神经的慢性损害、功能障碍。胰岛素分泌不足是糖尿病发病的一个原因，可分为胰岛素分泌的极少和较少。"极少"就是胰岛功能坏了，分泌不出胰岛素，将其称为"1型糖尿病"；而胰岛素分泌"较少"，不够用，将其称为"2型糖尿病"。另一个原因是：一些人胰岛素分泌后降血糖作用比正常人差，起不到相应的作用，人体为了达到将血糖降低的目的，因此需要加倍分泌胰岛素，造成高胰岛素血症，也就是常说的胰岛素的生物效应性降低，即胰岛素抵抗，称为"2型糖尿病"。通俗地说就是胰岛素的工作效率下降了，当然2型糖尿病的发病机制除了以上这些，还涉及血脂代谢紊乱、肠促胰岛素效应减弱、胰岛分泌的胰高血糖素水平升高、肾脏对葡萄糖的处理失调、中枢神经系统的神经递质功能紊乱等。

·什么是代谢综合征?·

1. 概念　代谢综合征是一组以肥胖、高血糖（糖尿病或糖调节受损）、血脂异常[高三酰甘油血症和（或）低HDL-C血症]以及高血压等聚集发病、严重影响机体健康的临床症候群，是一组在代谢上相互关联的危险因素的组合，这些因素直接促进了动脉粥样硬化性心血管疾病的发生，也增加了患2型糖尿病的风险。代谢综合征患者是发生心脑血管疾病的高危人群，与非代谢综合征者相比，其患心血管病和2型糖尿病的风险均显著增加。

张先生身高（175 cm），腰围（105 cm），体重（93 kg），体重指数（BMI）（30.37 kg/m^2）；血脂：血清总胆固醇（5.12 mmol/L），高密脂胆固醇（1.13 mmol/L），低密脂胆固醇（3.47 mmol/L），三酰甘油（1.70 mmol/L），加上糖尿病，符合代谢综合征。

2. 诊断标准　根据目前我国人群代谢综合征的流行病学资料分析结果，具体诊断标准如下，具备以下3项或更多项即可诊断。

（1）腹型肥胖：腰围男性≥90 cm，女性≥85 cm。

（2）高血糖：空腹血糖受损及糖耐量异常，空腹血糖≥6.1 mmol/

L或糖负荷后2小时血糖≥7.8 mmol/L及(或)已确诊为糖尿病并治疗者。

(3) 高血压:血压≥130/85 mmHg及(或)已确认为高血压并治疗者。

(4) 空腹三酰甘油:高于1.70 mmol/L。

(5) 空腹高密度脂蛋白胆固醇:低于1.04 mmol/L。

3. 防治

(1) 生活方式干预:保持理想的体重、适当运动、改变饮食结构以减少热量摄入、戒烟和不过量饮酒等,不仅能减轻胰岛素抵抗和高胰岛素血症,也能改善糖耐量和其他心血管疾病危险因素。

(2) 针对各种危险因素如糖尿病或糖调节受损、高血压、血脂紊乱以及肥胖等的药物治疗,治疗目标如下:

体重:体重在1年内减轻降低7%~10%,争取达到正常BMI和腰围。

血压:糖尿病患者<130/80 mmHg,非糖尿病患者<140/90 mmHg。

血脂:低密度脂蛋白胆固醇(LDL-C)<2.60 mmol/L、三酰甘油<1.70 mmol,空腹高密度脂蛋白胆固醇>1.04 mmol/L(男)或>1.30 mmol/L(女)。

血糖:空腹血糖<6.1 mmol/L、负荷后2小时血糖<7.8 mmol/L及糖化血红蛋白(HbAlc)<7.0%。

4. 小结 目前代谢综合征防治的主要目标是预防心血管疾病以及2型糖尿病的发生,对已有心血管疾病者则要预防再发。积极且持久的健康生活方式干预是达到上述目标的重要措施。原则上应先启动生活方式治疗,然后再针对各种危险因素进行药物治疗。

二、糖尿病的诊断

·糖尿病的临床表现包括哪些?·

张先生是以“反复口干、多饮半年余,加重两周”前来就诊,“反复口干、多饮”是糖尿病的典型临床表现之一。

糖尿病的典型临床表现为“三多一少”,即多饮、多食、多尿和消瘦。不典型临床表现：仅有头昏、乏力等，甚至无症状；有的发病早期或糖尿病发病前阶段，甚至出现午餐或晚餐前低血糖症状，即心慌、出冷汗等临床表现，主要是由胰岛素分泌高峰延迟所致的。

·糖尿病的诊断标准是什么？·

血糖均指静脉血浆葡萄糖。此外，诊断时要排除感染、外伤、手术、急性心肌梗死、脑血管病等应激情况。

（1）糖尿病临床表现+任意时间血糖≥11.1 mmol/L（200 mg/dL）。

（2）空腹血糖（FPG）≥7.0 mmol/L（126 mg/dL），且非同日重复1次得到证实。

（3）口服糖耐量试验（OGTT）中，2小时血糖水平（2hPG）≥11.1 mmol/L（200 mg/dL），且非同日重复1次得到证实，或同时空腹血糖达到标准。

张先生有“三多一少”的典型临床表现，随机毛细血管血糖（25.6 mmol/L），口服糖耐量试验结果：0分钟（8.6 mmol/L），30分钟（21.5 mmol/L），1小时（23.4 mmol/L），2小时（18.9 mmol/L），符合上述诊断标准。

·糖尿病的鉴别诊断包括哪些？·

糖尿病的鉴别诊断应与其他原因引起的尿糖阳性、血糖增高情况相鉴别，以免误诊。

1. 急性应激状态　当患者感染、外伤、手术、急性心肌梗死、脑血管病等应激情况下，易引起体内肾上腺皮质激素分泌增多，可引起一时性高血糖或糖耐量降低，待应激因素消除后，血糖可以恢复正常。若高血糖或糖耐量异常持续时间较久者，则应考虑为糖尿病。

2. 肾性糖尿　一般情况下，因肾小管重吸收功能低下，使肾小管对葡萄糖的重吸收发生障碍，肾排糖阈值下降，患者血糖虽正常，但尿糖却为阳性，且其葡萄糖耐量、血中胰岛素水平均正常。

3. 药物　糖皮质激素、噻嗪类利尿剂等药物可抑制胰岛素释放或对抗胰岛素的作用，引起血糖升高。

4. 其他　甲亢、胃空肠吻合术后碳水化合物在肠道吸收快，引起餐后0.5～1小时血糖过高。

·得了糖尿病要做哪些检查？多久检查一次？·

张先生以“糖尿病酮症”入院，属于初发糖尿病，对于糖尿病慢性并发症的防治是张先生今后防治重点之一，那么他每年要做哪些检查？这些检查多久做一次比较合适呢？

1. 初诊患者

（1）体格检查：身高、体重、计算体重指数（BMI）、腰围、血压和足背动脉搏动。

（2）实验室检查：空腹血糖、餐后血糖、糖化血红蛋白、胰岛功能、胰岛自身抗体、血脂、血尿常规、肝肾功能。再者，对于1型糖尿病、血脂异常和年龄超过50岁的妇女还要检测血清促甲状腺激素（TSH）。

（3）其他辅助检查：腹部超声、胸片、眼底检查、心电图和神经病变相关检查。若条件允许，应检测尿微量白蛋白和尿肌酐。

2. 复诊患者　经常检测体重、腰围、血压和足背动脉搏动、血尿常规、血糖等。

（1）3个月1次糖化血红蛋白检测：糖化血红蛋白是指以往2～3个月的血糖平均水平，是评估血糖控制是不是合格的重要指标之一，是除早餐前的空腹血糖之外，还需特别关注的又一指标。

（2）半年1次眼科眼底检查：许多45岁左右的糖尿患者误以为视力模糊的表象是老花眼。其实还应多虑一下，有可能是糖尿病导致的眼底病变。“早查看、早发现、早医治”，眼底病变如果不可逆转，很有可能会导致失明。

（3）3个月1次尿微量白蛋白检测：若血糖、血压得不到很好控制，最好3个月检测1次尿微量白蛋白，尿微量白蛋白是及时发现肾脏受损早期标志物。糖尿病对微血管的损伤是不知不觉地，提前注意检测尿微量白蛋白，可早期发现、早期治疗糖尿病肾病。若血糖、血压控制尚佳，也可半年检测1次。

(4) 半年1次血生化检测：其实糖尿病不只要控制好血糖，还要控制好血脂。低密度脂蛋白是致使动脉硬化的最为重要的物质，是诱发心脑血管疾病的重要风险要素。查看血脂的项目是生化，包含肝、肾功能、血糖、血脂。服用调脂药物1个月后也要进行监测，因为他汀类药物可能会引起肝功能受损及肌酶升高。定期检测血脂，可为饮食和用药的及时调整提供参考，更有利于维持各项指标靠近正常值或在正常范围内。

(5) 肥胖者，注意检测甲状腺功能：肥胖的糖尿患者，必要时应检测甲状腺功能。因甲状腺功能低下也会导致肥胖，且伴随着脂肪代谢失调，若能及时发现对症治疗，对控制血糖、血脂起到极大的促进作用。

(6) 常咳嗽者，建议做胸部X线及CT检查：上了年纪的患者，尤其是消瘦又血糖控制不佳的糖尿病患者有必要做胸部X线检查及CT检查。若糖尿病患者血糖控制欠佳，且抵抗力弱，很容易感染肺结核。肺结核感染不易被发现，常会被当作上呼吸道感染、咳嗽，耽误了医治，致使病情进一步恶化，乃至危及生命。

(7) 呈现持续性头晕、头痛者，建议做颈动脉超声及脑部CT或MRI检查：呈现持续性头晕、头痛，通常会认为血压高或颈椎问题，其实还应考虑是不是脑血管发生了病变，要做颈动脉超声排除血管狭窄，若经济状况允许，建议做脑部CT或MRI检查，排除脑血管意外。

(8) 常感胸闷、后背疼者，建议做心脏相关检查：糖尿病与心血管疾病、血脂异常及神经病变常合并存在。胸闷、后背疼，首先要想到有冠心病心绞痛甚至心肌梗死的可能，需要做心电图、动态心电图、心脏彩超，必要时做冠状动脉CT或造影检查，明确诊断。

(9) 有肢体麻木、感觉异常或疼痛者，需做肌电图及下肢血管的相关检查：糖尿病周围神经病变及下肢动脉粥样硬化是常见的慢性并发症，需要检查肌电图查看神经传导速度是否异常及做下肢血管超声、下肢动脉造影检查明确是否存在下肢动脉粥样硬化。

三、糖尿病的并发症及伴发症

张先生以“糖尿病酮症”入院，糖尿病酮症属于糖尿病的急性并发症之一，且张先生同时伴有肥胖及脂肪肝，属于糖尿病的伴发症之一。其实，单纯的一过性的血糖升高并不可怕，可怕的是由于血糖升高所带来的并发症及伴发症。

· 糖尿病的并发症有哪些？ ·

糖尿病患者因血糖控制不良，可引起多种急、慢性并发症。

1. 急性并发症

（1）糖尿病酮症、酮症酸中毒：糖尿病酮症酸中毒（DKA）是糖尿病最常见的急性并发症之一，是体内胰岛素严重缺乏引起的高血糖、高血酮、酸中毒的一组临床综合征。常发生于1型糖尿病患者，2型糖尿病患者亦可发生。其发病以发病急、病情重、变化快为特点。本症主要是因胰岛素分泌严重不足，导致糖代谢紊乱，脂肪分解过多所致。目前随着糖尿病知识的普及和胰岛素的广泛应用，糖尿病酮症酸中毒的发病率已明显下降。

（2）高血糖高渗综合征：高血糖高渗综合征（HHS）是糖尿病的严重急性并发症之一，以血糖极高而无明显的酮症酸中毒为特点，且伴有显著脱水，血浆渗透压增高，进行性意识障碍，其死亡率较高。预后与患者年龄、病情轻重有关，更取决于及时诊断及得当处理，多见于老年人，可无糖尿病史，诱发因素可为感染，静脉注射葡萄糖。可使用利尿剂、糖皮质激素等予以治疗。表现为口渴多饮多尿数日或数周，逐渐出现神经、精神症状如烦躁、嗜睡、定向力障碍甚至昏迷。血糖＞33.3 mmol/L，有效血浆渗压＞320 mOsm/kg H_2O。

（3）乳酸性酸中毒：是糖尿病患者一种较少见而严重的并发症，一旦发生，病死率高，常高达50%以上。一般认为患者常因服用双胍类药物（主要为苯乙双胍，即降糖灵）而诱发，近年来随着降糖灵的淘汰，临床乳酸性酸中毒已相对少见。若发生此类情况，请及时就医治疗。

（4）低血糖：低血糖为非糖尿病患者血糖＜2.8 mmol/L，接受降糖药物尤其是胰岛素和胰岛素促泌剂类药物治疗的糖尿病患者血糖

≤3.9 mmol/L。低血糖症状主要由交感神经过度兴奋和脑细胞功能障碍引起，常见症状包括出汗、视物模糊、眩晕、焦虑、饥饿感、易怒、发抖、心悸、头痛、易疲劳等，严重者有神志改变，如嗜睡、定向力障碍甚至昏迷。

2. 慢性并发症　主要包括糖尿病肾病、糖尿病眼病、糖尿病神经病变、糖尿病下肢血管病变、糖尿病足病等（图2）。张先生属于初发的2型糖尿病，入院后查心电图、胸片、眼科会诊、心脏超声、颈动脉及下肢动脉、甲状腺B超、肌电图均正常，说明其大血管和微血管并发症均不明显，远期的预后还是比较好的。即便如此，张先生在以后的糖尿病防治中不仅要控制血糖，更要防止糖尿病慢性并发症的发生。

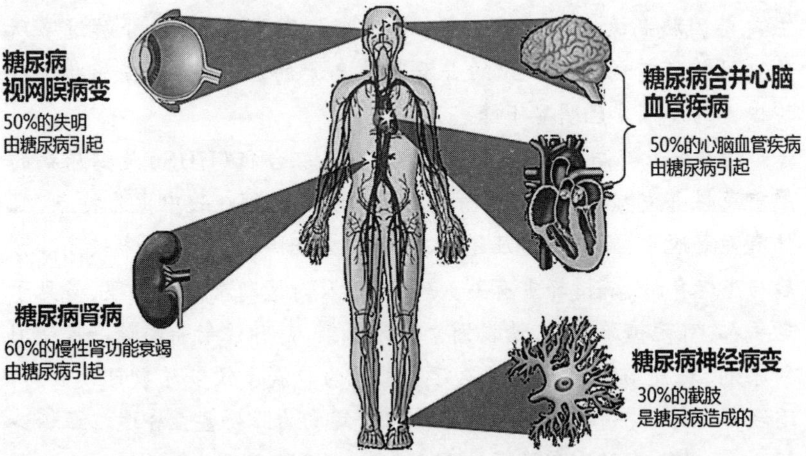

图2　糖尿病的慢性并发症及伴发症

（1）糖尿病肾病：糖尿病患者中有20%～40%发生糖尿病肾病，是糖尿病患者肾衰竭的主要原因。早期糖尿病肾病的特征是尿中有微量白蛋白，逐步进展至大量白蛋白尿和血清肌酐水平上升，高血压、水肿，最终发生肾衰竭，需要透析或肾移植。

（2）糖尿病眼病：糖尿病可以引起各种各样的眼部疾病，如视网膜病变（图3）、视网膜血管阻塞、白内障、角膜溃疡、青光眼、玻璃体积

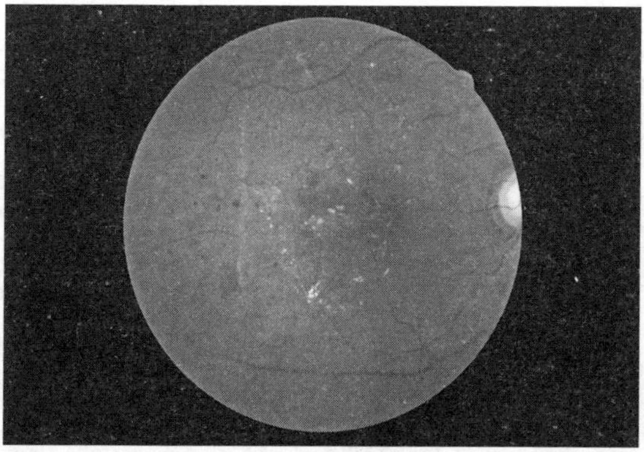

图3　糖尿病视网膜病变

血、视神经病变等。在20～74岁成人新发失明病例中，糖尿病视网膜病变是最常见的病因。

（3）糖尿病神经病变：从中枢至周围神经都可以累及，以后者最为常见，是残疾和生活质量下降的最常见原因。糖尿病神经病变可以和糖尿病同时发生，也可以为首发症状，也可在血糖控制良好的情况下出现。糖尿病中枢神经病变是指大脑、小脑、脑干及脊髓的神经元及其神经纤维的损伤。周围神经病变常见的临床症状有双侧手指及下肢手套、袜套部位出现疼痛、麻木、感觉异常等；糖尿病性自主神经病变可以出现直立性低血压、无痛性心肌梗死、便秘、腹泻、尿潴留、尿失禁、尿路感染、性功能障碍、出汗异常以及对低血糖反应不能正常感知等。

（4）糖尿病下肢血管病变：主要是指下肢动脉粥样硬化病变（LEAD），是由于糖尿病所致各种代谢紊乱、内皮功能损害、氧化应激等引起。LEAD不仅会导致下肢缺血性溃疡和截肢，还会显著增加心血管事件发生风险，其病死率更高（图4）。

（5）糖尿病足病：糖尿病患者由于长期血糖控制不佳易发生血管、神经病变，如果合并感染，可导致糖尿病足病的发生，危害患者的足部健康。糖尿病足病是糖尿病最严重和治疗费用最高的慢性并发症之一，重者可导致截肢（图5）。

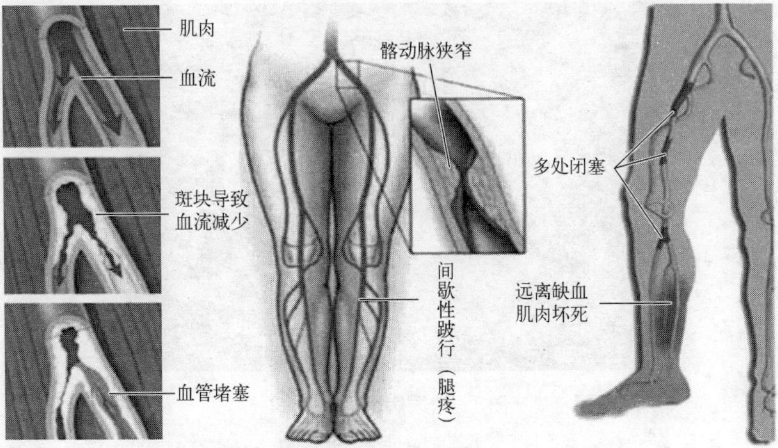

图4　糖尿病下肢动脉粥样硬化病变（LEAD）

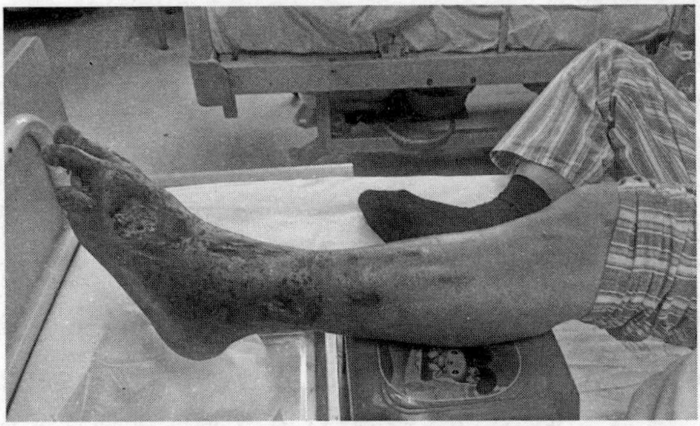

图5　糖尿病足

·糖尿病的伴发症有哪些？·

糖尿病的伴发症是指糖尿病患者可以与以下疾病发生共病，常见有并发各种感染，如泌尿系感染、肺炎、结核病、胆道感染、皮肤及软组织感染、外耳炎、口腔感染以及艾滋病等，还包括高血压病、高脂血症、冠心病、脑卒中、脂肪肝、肥胖症、骨质疏松症、高尿酸血症等各种临床疾病，因此，加强糖尿病患者的血糖管理及进行降压、调脂、抗凝等综合治疗，对防治糖尿病患者伴发症尤为重要。

四、糖尿病的治疗

针对张先生的情况，医生的治疗方案以纠正酮症、控制血糖、防治并发症为主；采用了胰岛素联合口服降糖药的治疗方法，取得了较好的临床疗效。

· 糖尿病的治疗手段有哪些？·

目前尚无根治糖尿病的方法，但通过多种治疗手段可以控制好糖尿病病情。主要包括5个方面：糖尿病患者的教育、自我血糖监测、饮食治疗、运动治疗和药物治疗。

1. 糖尿病患者的教育　是指让患者了解糖尿病的基本知识，帮助患者树立战胜疾病的信心，了解如何饮食及运动治疗、如何控制糖尿病及减少并发症等知识。根据每个糖尿病患者的病情特点制定恰当的治疗方案，对于患者张先生来说，应重点加强糖尿病教育及对糖尿病急慢性并发症的认识，高度重视糖尿病的危害性。

2. 自我血糖监测　随着小型快捷血糖测定仪的逐步普及，患者可以随时根据监测毛细血管血糖水平来调整降血糖药物的用量。1型糖尿病患者进行强化治疗时，每天至少监测4次血糖（三餐前、睡前）。血糖不稳定时，要监测8次（三餐前、后、睡前和凌晨3：00）。强化治疗时，空腹血糖应控制在7.2 mmol/L以下，餐后2小时血糖＜10 mmol/L，糖化血红蛋白（HbA1c）＜7%。对于很多像张先生这样的糖尿病患者，应该反复宣教，令其知晓自我血糖监测的重要性。

3. 饮食治疗　张先生在发病前饮食杂乱、无规律、爱吃夜宵和肥甘厚腻的食物，那他确诊糖尿病后饮食要怎样搭配，才会有利于糖尿病的治疗和自身的健康呢？

饮食治疗目前称为医学营养治疗，是各种类型糖尿病治疗的基础，一部分轻型糖尿病患者单用饮食治疗就可控制病情。

（1）维持合理体重：超重/肥胖患者减重的目标是3～6个月减轻体重的5%～10%；消瘦者应通过合理的营养计划恢复并长期维持理想体重。

（2）提供均衡营养的膳食。

(3) 达到并维持理想的血糖水平，降低糖化血红蛋白水平。

(4) 减少心血管疾病的危险因素，包括控制血脂异常和高血压。

(5) 减轻胰岛素抵抗，降低胰岛β细胞负荷。

糖尿病现代饮食治疗新观点指出：糖尿病饮食并不是一种特殊的饮食，其结构与组成应与正常人相近。《中国居民膳食指南》(2007版)提出的10条原则同样适用于糖尿病患者：

(1) 食物多样，谷类为主，粗细搭配。

(2) 多吃蔬菜、水果和薯类。

(3) 每天吃奶类、豆类或其制品。

(4) 常吃适量鱼、禽、蛋、瘦肉。

(5) 减少烹调油用量，吃清淡少盐的膳食。

(6) 食不过量，天天运动(6 000步/天)，保持健康体重。

(7) 三餐分配要合理，零食要适当。

(8) 每天足量饮水，合理选择饮料(饮水1 200 mL/天)。

(9) 饮酒应限量。

(10) 新鲜卫生的食物。

糖尿病患者应和家人共同参照《中国居民膳食指南》，对照“膳食宝塔”来制定饮食计划，确定饮食结构。膳食宝塔共分五层，包含人们每天应吃的主要食物种类。宝塔各层位置和面积不同，这在一定程度上反映出各类食物在膳食中的地位和应占的比重。第一层：谷类食物，每人每天应吃250～400 g；第二层：蔬菜和水果，每天应吃300～500 g(蔬菜)和200～400 g(水果)；第三层：鱼、禽、肉、蛋等动物性食物，每天应吃125～225 g(其中鱼虾类50～100 g，畜、禽、肉类50～75 g，蛋类25～50 g)；第四层：奶类和豆类食物，每天应吃相当于鲜奶300 g的奶类及奶制品和相当于干豆30～50 g的大豆及其制品；第五层：烹调油和食盐，每天烹调油不超过25～30 g，食盐不超过6 g。因此，糖尿病饮食不再是传统意义上的“饥饿疗法”，一味的要求自己少吃，而是与常人一样的多样化均衡膳食。具体食物的热量可以参照表1～表7，根据表中提供的食物进行热量搭配，使总和不要超过总热量即可。

表1 五谷类及豆类食物热量表

食物（100 g）	热量（kcal）	食物（100 g）	热量（kcal）	食物（100 g）	热量（kcal）
香大米	346	干粉丝	335	烤麸	121
粳米	343	大麦	307	豆腐皮	409
籼米	351	虎皮芸豆	334	腐竹皮	489
血糯米	343	红芸豆	314	油面筋	490
黄米	342	白芸豆	296	腐竹	459
小米	358	杂芸豆	306	豆腐干	140
黑米	333	黑芝麻	531	臭豆腐	130
莜麦面	385	白芝麻	517	素鸡	192
燕麦片	367	白薯	104	油豆腐	244
薏米	357	鲜玉米	106	方便面	472
高粱米	351	挂面	347	油饼	399
玉米面	340	荞麦粉	304	油条	386
标准粉	344	麸皮	220	烙饼	255
富强粉	350	标准粉切面	280	馒头	233
黑豆	381	富强粉切面	285	豆浆	13
黄豆	359	通心粉	350	豆奶	30
绿豆	316	干米粉	346	豆腐脑	10
赤小豆	309	白薯干	612	粉皮	64
干豌豆	313	地瓜粉	336	香豆干	147
干蚕豆	304	黄豆粉	418	素火腿	211

注：1 kcal=4.18 kJ。

表2 蔬菜类食物热量表

食物（100 g）	热量（kcal）	食物（100 g）	热量（kcal）	食物（100 g）	热量（kcal）
空心菜	20	大蒜	126	黄花菜	199
木耳菜	20	毛豆	123	芥蓝	30
白萝卜	20	豌豆	105	大葱	30
油菜苔	20	蚕豆	104	豆角	30
芹菜	20	慈姑	94	白豆角	30
芥菜	19	芋头	79	青蒜	30
小水萝卜	19	土豆	76	豇豆	29
竹笋	19	甜菜	75	豌豆苗	29
西红柿	19	藕	70	红菜苔	29
长茄子	19	苜蓿	60	四季豆	28
苦瓜	19	荸荠	59	荷兰豆	27
菜瓜	18	山药	56	韭菜	26
西葫芦	18	香椿	47	卞萝卜	26
芦笋	18	枸杞子	44	白菜苔	25
莴笋叶	18	黄豆芽	44	芸豆	25
绿豆芽	18	玉兰片	43	雪里蕻	24
西洋菜	17	洋葱	39	菠菜	24
黄瓜	15	胡萝卜	37	菜花	24
小白菜	15	扁豆	37	小叶芥菜	24
牛俐生菜	15	蒜苗	37	茭白	23
大白菜	14	羊角豆	37	油菜	23
大叶芥菜	14	刀豆	35	青椒	23
旱芹	14	芥菜头	33	南瓜	22
莴笋	14	西兰花	33	韭黄	22
葫芦	14	香菜	31	油豆角	22

续 表

食物（100 g）	热量（kcal）	食物（100 g）	热量（kcal）	食物（100 g）	热量（kcal）
水芹	13	苋菜	31	茼蒿	21
生菜	13	芹菜叶	31	茄子	21
冬瓜	11	青萝卜	31	丝瓜	20

注：1 kcal=4.18 kJ。

表3 水果类及干果类食物热量表

食物（100 g）	热量（kcal）	食物（100 g）	热量（kcal）	食物（100 g）	热量（kcal）
葡萄	50	猕猴桃	56	南瓜子	574
桑葚	49	苹果	49	西瓜子	573
橄榄	49	金橘	55	杏仁	514
梨	49	桃子	54	白果	355
橙子	47	鲜枣	122	栗子	345
樱桃	46	芭蕉	109	莲子	344
樣子	45	红果	95	葡萄干	341
芦柑	43	香蕉	91	苹果脯	336
菠萝	41	人参果	80	杏脯	329
番石榴	41	海棠	73	金丝小枣	322
柚子	41	柿子	71	果丹皮	321
枇杷	39	桂圆	70	无核蜜枣	320
杏子	36	荔枝	70	桂圆肉	313
李子	36	石榴	63	桃脯	310
柠檬	35	无花果	59	杏酱	286
哈密瓜	34	核桃	627	海棠脯	286
西瓜	34	松子	619	苹果酱	277
芒果	32	葵花子	616	桂圆干	273

续 表

食物（100 g）	热量（kcal）	食物（100 g）	热量（kcal）	食物（100 g）	热量（kcal）
草莓	30	山核桃	601	桃酱	273
杨桃	29	榛子	594	草莓酱	269
杨梅	28	花生	589	柿饼	250
香瓜	26	花生仁	581	黑枣	228

注：1 kcal=4.18 kJ。

表4　油脂类食物热量表

食物（100 g）	热量（kcal）	食物（100 g）	热量（kcal）	食物（100 g）	热量（kcal）
棕榈油	900	棉籽油	899	羊油（炼）	895
菜籽油	899	牛油（炼）	898	玉米油	895
茶油	899	色拉油	898	牛油	835
豆油	899	芝麻油	898	羊油	824
花生油	899	猪油	897	辣椒油	450
葵花籽油	899	鸭油	897	胡麻油	450

注：1 kcal=4.18 kJ。

表5　肉类及禽蛋类食物热量表

食物（100 g）	热量（kcal）	食物（100 g）	热量（kcal）	食物（100 g）	热量（kcal）
猪肉（瘦）	143	羊肉（脊背）	94	鸭心	143
猪肉（肥）	816	羊肝	134	鸭肫	92
五花猪肉	349	羊心	113	鸭血	58
猪排骨	278	羊肚	87	鸭舌	245
猪口条	233	羊蹄筋	177	北京填鸭	424
猪肝	129	酱羊肉	272	盐水鸭	312
猪肚	110	羊肉串（烤）	234	酱鸭	266

续　表

食物（100 g）	热量（kcal）	食物（100 g）	热量（kcal）	食物（100 g）	热量（kcal）
猪血	55	腊羊肉	246	鹅	245
猪蹄筋	156	酱驴肉	160	鹅肝	129
腊肉	181	马肉	122	鹅肫	100
火腿肠	212	狗肉	116	烧鹅	289
午餐肉	229	兔肉	102	鸽	201
叉烧	279	野兔肉	84	乌骨鸡	111
猪肉松	396	土鸡	124	火鸡腿	90
小红肠	280	肉鸡	389	火鸡肫	91
金华火腿	318	鸡爪	254	鹌鹑	110
香肠	433	鸡翅	194	乌鸦肉	136
牛肉（瘦）	106	鸡腿	181	喜鹊肉	128
牛肉（腱）	100	鸡胸脯肉	133	鸡蛋	156
牛肉（腿）	98	鸡胗	118	鸭蛋	180
牛蹄筋	151	鸡心	172	鹅蛋	196
牛肚	72	鸡血	49	鹌鹑蛋	160
牛肝	139	烤鸡	240	咸鸭蛋	190
牛舌	196	扒鸡	215	松花蛋	171
酱牛肉	246	卤煮鸡	212	鸡蛋黄	328
牛肉松	445	鸭	240	鸡蛋白	60
羊肉（瘦）	118	鸭翅	146	鸭蛋黄	378
羊肉（胸脯）	109	鸭掌	150	鸭蛋白	47
羊肉（腿）	102	鸭胸脯肉	90	鹅蛋黄	324
羊肉（颈）	109	烤鸭皮	538	鹅蛋白	48

注：1 kcal=4.18 kJ。

表6　水产类食物热量表

食物（100 g）	热量（kcal）	食物（100 g）	热量（kcal）	食物（100 g）	热量（kcal）
干贝	264	目鱼	100	明虾	85
鱼子酱	252	鲈鱼	100	河虾	84
海鲫鱼	206	小黄花鱼	100	乌贼	84
海米	195	金线鱼	99	麦穗鱼	84
堤鱼	191	罗非鱼	98	鲍鱼	84
河鳗	181	泥鳅	96	面包鱼	83
颚针鱼	180	大黄鱼	96	墨鱼	82
香海螺	163	鲮鱼	95	琵琶虾	81
快鱼	159	梭子蟹	95	淡菜	80
鲐鱼	155	鳌虾	93	海虾	79
虾皮	153	对虾	93	鲜贝	77
白姑鱼	150	龙虾	90	非洲黑鲫鱼	77
胡子鲇	146	黄鳝	89	海蜇头	74
大麻哈鱼	143	沙丁鱼	88	牡蛎	73
平鱼	142	明太鱼	88	蚶子	71
尖嘴白	137	石斑鱼	85	蚌肉	71
蝙鱼	135	赤眼鳟	114	海蛎肉	66
八爪鱼	135	梅童鱼	113	乌鱼蛋	66
口头鱼	134	草鱼	112	蟹肉	62
黄姑鱼	133	鲨鱼	110	鲜赤贝	61
带鱼	127	鲤鱼	109	鲜扇贝	60
黄鳍鱼	124	鲫鱼	108	田螺	60
边鱼	124	比目鱼	107	生蚝	57
沙梭鱼	122	鲷	106	蛤蜊	56
海鳗	122	鲚鱼	106	章鱼	52

续　表

食物（100 g）	热量（kcal）	食物（100 g）	热量（kcal）	食物（100 g）	热量（kcal）
鲅鱼	122	偏口鱼	105	河蚬	47
银鱼	119	河蟹	103	蛏子	40
红螺	119	鲇鱼	102	河蚌	36
鳜鱼	117	鲢鱼	102	海蜇皮	33
青鱼	116	基围虾	101	海参	24

注：1 kcal=4.18 kJ。

表7　奶类食物热量表

食物（100 g）	热量（kcal）	食物（100 g）	热量（kcal）	食物（100 g）	热量（kcal）
黄油	892	奶皮子	460	酸奶	72
奶油	720	羊奶粉	498	果料酸奶	67
黄油渣	599	炼乳	332	羊奶	59
奶片	472	奶酶	328	牛奶	54
速溶奶粉	466	奶豆腐	305	果味奶	20

注：1 kcal=4.18 kJ。

糖尿病患者应严格予以饮食治疗，根据其标准体重来确定总热量，然后再具体分配碳水化合物、蛋白质及脂肪等各自的分量，戒烟戒酒。

（1）总热量：总热量的需要量要根据患者的年龄、性别、身高、体重、体力活动量、病情等综合因素来确定。首先要算出每个人的标准体重，可参照下述公式：标准体重（kg）=身高（cm）−105或标准体重（kg）=[身高（cm）−100]×0.9；女性的标准体重应再减去2 kg。也可根据年龄、性别、身高查表获得。算出标准体重后再依据每个人日常体力活动情况来估算出每千克标准体重热量需要量。

根据标准体重计算出每日所需要热量后(标准体重 ±10% 为正常体重;标准体重 ±10%～20% 为体重过重或过轻;标准体重 ±20% 以上为肥胖或体重不足),还要根据患者的其他情况作相应调整。儿童、青春期、哺乳期、营养不良、消瘦以及有慢性消耗性疾病应酌情增加总热量。肥胖者要严格限制总热量和脂肪含量,给予低热量饮食,每天总热量不超过1 500 kcal,一般以每月降低0.5～1.0 kg为宜,待接近标准体重时,再按前述方法计算每天总热量。另外,年龄大者较年龄小者需要热量少,成年女子比男子所需热量少。

(2) 碳水化合物:碳水化合物每克产热4 kcal,是热量的主要来源,现认为碳水化合物应占饮食总热量的55%～65%。根据我国人民生活习惯,可进主食(米或面)250～400 g,可作如下初步估计,休息者每天主食200～250 g,轻度体力劳动者250～300 g,中度体力劳动者300～400 g,重体力劳动者400 g以上。每日定时进餐,尽量保持碳水化合物均匀分配。

(3) 蛋白质:每克蛋白质产热量4 kcal。占总热量的12%～15%,蛋白质的需要量,成人每千克体重摄约1 g,而儿童,孕妇,哺乳期妇女,营养不良,消瘦,有消耗性疾病者宜增加至每千克体重摄1.5～2.0 g。糖尿病肾病者应减少蛋白质摄入量,每千克体重摄0.8 g,若已有肾功能不全,应摄入高质量蛋白质,摄入量应进一步减至每千克体重0.6 g。

(4) 脂肪:脂肪的能量较高,每克产热量9 kcal,约占总热量25%,一般不超过30%,每日每千克体重摄0.8～1 g。动物脂肪主要含饱和脂肪酸,易导致患动脉粥样硬化。植物油中含不饱和脂肪酸多,糖尿病患者易患动脉粥样硬化,应采用植物油为主。

(5) 膳食纤维:豆类、富含纤维的谷物类(每份食物≥5 g纤维)、水果、蔬菜和全麦食物均为膳食纤维的良好来源。提高纤维摄入对健康有益。建议糖尿病患者达到膳食纤维每日推荐摄入量,即14 g/1 000 kcal。

(6) 盐及其他:食盐摄入量限制在每天6 g以内,合并高血压患者更应严格限制摄入量。同时应限制摄入含盐高的食物,例如味精、酱油、盐浸等加工食品、调味酱等。长期服用盐酸二甲双胍片者应防止维生素B_{12}缺乏。建议食物的烹饪方式以蒸、煮、涮为主，忌油炸、油煎、烧烤等食物；以清淡、易消化食物为主。

4. 运动治疗　张先生体型偏胖，运动治疗必不可少，关键是要减重降糖。

增加锻炼可改善机体对胰岛素的敏感性，降低体重，减少身体脂肪量，增强体力，提高工作能力和生活质量。运动的强度和时间长短应根据患者的总体健康状况来定，找到适合患者的运动量和患者感兴趣的项目。运动形式可多样，如散步、快步走、健美操、跳舞、打太极拳、跑步、骑车、游泳、乒乓球、羽毛球和高尔夫球等。成年糖尿病患者每周至少150分钟（如每周运动5天，每次30分钟）中等强度的有氧运动（50%～70%最大心率，运动时有点用力，心跳和呼吸加快但不急促）。

值得注意的是运动治疗应在医师指导下进行。运动前要进行必要的评估，特别是心肺功能和运动功能的医学评估（如运动负荷试验等），运动要与患者的年龄、病情及身体承受能力相适应，运动前后要加强血糖监测，运动量大或激烈运动时患者可临时调整饮食及药物治疗方案，以免发生低血糖。

· 如何自己进行血糖监测呢？·

其实，糖尿病患者血糖监测是一个长期的过程。患者应如何进行血糖监测？需要注意哪些方面？

1. 确定血糖监测的时间和频率　这要根据患者病情的实际需要来决定。对于血糖控制比较稳定的患者，血糖监测的间隔可拉长一些，可以每周测定1次空腹及餐后2小时血糖，每隔2～3周安排1次测定全天7个点的血糖谱：即三餐前及三餐后2小时和睡前血糖，必要时还可加测凌晨3点的血糖。但对于近期血糖波动较大的患者，则需根据病情增加监测频率，有下列情况时应加强监测。

（1）使用胰岛素（尤其带胰岛素泵者）治疗的患者。

（2）新诊断的糖尿病患者。

(3) 血糖控制不好的患者。

(4) 有低血糖发生的患者。

(5) 药物更换或调整剂量的患者。

(6) 妊娠期的患者。

(7) 各种打乱平时常规生活的情况，如：生病、手术、外出、激动等。

另外，在某些特殊情况下，还要进行随机血糖监测。例如，糖尿病患者在运动前后和饮酒之后容易发生严重低血糖，这个时候监测血糖很有必要。再如，糖尿病患者驾车外出前也应监测血糖，因为低血糖状态下驾车是非常危险的。另外，患者在感冒发烧、情绪波动、自我感觉不适时也需要加测血糖。

2. 了解不同时间点血糖监测的意义　监测空腹及餐前血糖，有利于发现低血糖；监测三餐后2小时血糖，能较好地反映进食及降糖药是否合适；监测晚上睡觉前血糖，有助于指导加餐，防治夜间低血糖，保证睡眠安全；监测凌晨1～3时的血糖，有助于发现有没有夜间低血糖，明确空腹高血糖的真正原因。

3. 自我血糖监测的注意事项

(1) 家用血糖仪应定期到医院或售后服务点进行校正核准，特别是当血糖监测结果与患者临床症状或糖化血红蛋白明显不符时，建议抽取静脉血测定血糖。

(2) 当近期经常出现低血糖时，最好监测餐前血糖和夜间血糖；而当近期血糖常常较高时，应该监测空腹及餐后2小时血糖，这样更能准确地反映出血糖升高的程度。

(3) 隔一段时间在某一天的不同时间测血糖要比在每天的同一时间监测血糖效果好。因为前者更容易反映出1天中血糖的变化规律，而如果每天都在同一时间测血糖，则其他时间血糖水平控制情况无法知晓。

4. 关于血糖监测的几个基本概念

(1) 空腹血糖：指隔夜空腹8小时以上，早餐前采血测定的血糖值(一般不超过早上7时)。中、晚餐前测定的血糖是餐前血糖，不能称为空腹血糖。

(2) 餐前血糖：指早、中、晚餐前测定的血糖。

(3) 餐后2小时血糖：指早、中、晚餐从吃第一口饭时计时后2小时测定的血糖。

(4) 随机血糖：1天中其他任何时间测定的血糖，如睡前、午夜等。

糖尿病的患病率呈逐年上升趋势。血糖监测是糖尿病治疗中的重要环节。常规的血糖监测包括空腹、餐后、随机血糖、糖化血红蛋白和糖化血清蛋白等指标，其反映某一点或某一时段的平均血糖水平。随着科学的进步，精细化的血糖管理理念为越来越多的患者所接受，动态血糖监测系统(CGMS)及胰岛素泵也越来越受到人们的青睐，CGMS通过72小时的血糖监测，最后能绘制出精确的每日血糖变化图谱，通过这张血糖图谱，医生可以发现许多常规血糖监测方法不能发现的问题，从而为临床及时诊断和合理治疗提供重要的线索。

· 目前治疗糖尿病的药物有哪些？·

目前治疗糖尿的药物可分为三类，分别是：口服降糖药、胰高血糖素样肽-1(GLP-1)激动剂以及胰岛素类。

1. 口服降糖药

(1) 双胍类：此类药物能减少肝糖生成，促进肌肉等外周组织摄取葡萄糖，加速糖的无氧酵解，减少糖在肠道中的吸收，有降脂和减少尿酸作用。它是目前国内外指南推荐的治疗2型糖尿病患者的一线用药，尤其肥胖者。

张先生就是符合这种情况，故予盐酸二甲双胍治疗，血糖得到了明显的下降，但该药禁用于严重肝、肾、心、肺疾病，消耗性疾病，营养不良，缺氧性疾病，糖尿病酮症，酮症酸中毒，伴有严重感染、手术、创伤等，应激状况时暂停双胍类药物，改用胰岛素治疗。其不良反应最常见表现为恶心、呕吐、食欲下降、腹痛、腹泻等，为避免这些不良反应，应从小剂量开始口服，逐渐加量，并在餐中或餐后服药。

（2）磺脲类：此类药物主要作用于胰岛β细胞表面的磺脲类受体，促进胰岛素分泌。适用于胰岛β细胞尚有功能，而无严重肝、肾功能障碍的糖尿病患者，2型糖尿病患者经饮食控制，运动等治疗后，疗效尚不满意者可考虑根据具体病情在医生的指导下使用磺脲类药物。因降糖机制主要是刺激胰岛素分泌，所以对有一定胰岛功能的患者疗效较好。对一些发病年龄较轻，体形不胖的糖尿病患者在早期也有一定疗效。但对肥胖者使用磺脲类药物时，要特别注意饮食控制，使体重逐渐下降，与双胍类或α-葡萄糖苷酶抑制剂降糖药联用较好。其禁忌证包括：① 严重肝、肾功能不全；② 合并严重感染，创伤及大手术期间，临时改用胰岛素治疗；③ 糖尿病酮症、酮症酸中毒期间，临时改用胰岛素治疗；④ 糖尿病孕妇，需胰岛素治疗控制血糖；⑤ 对磺脲类药物过敏或出现明显不良反应。

（3）格列奈类胰岛素促分泌剂：本类药物主要通过刺激胰岛素的早期分泌而降低餐后血糖，具有吸收快、起效快和作用时间短的特点。此类药物需在餐前即刻服用，不进食不服用，可单独使用或与其他降糖药物联合应用（磺脲类除外）。

（4）α-葡萄糖苷酶抑制剂：能选择性作用于小肠黏膜刷状缘上的葡萄糖苷酶，抑制多糖及蔗糖分解成葡萄糖，延缓碳水化合物的消化，减少葡萄糖吸收，改善餐后血糖的高峰。1型糖尿病患者需在胰岛素的使用下酌情使用，不能单独使用。2型糖尿病患者可以与磺脲类、双胍类或胰岛素联用。主要不良反应有：腹痛、肠胀气、腹泻、肛门排气增多。

（5）胰岛素增敏剂：增强周围组织对胰岛素的敏感性，如增加脂肪组织葡萄糖的吸收和转运，抑制血浆游离脂肪酸的释放，抑制肝糖释放，加强骨骼肌合成葡萄糖等来减轻胰岛素抵抗，改善糖代谢。适应于以胰岛素抵抗为主的肥胖2型糖尿病。可以单用，也可用磺脲类，双胍类或胰岛素联用。有肝脏病或心功能不全者不宜应用。

（6）二肽基肽酶Ⅳ抑制剂：二肽基肽酶Ⅳ（DDP-4）抑制剂通过抑制二肽基肽酶Ⅳ而减少胰高血糖素样肽-1（GLP-1）在体内的失活，提高GLP-1在体内的水平。GLP-1以葡萄糖浓度依赖的方式增强胰岛素分泌，抑制胰高血糖素分泌。常用药物是西格列汀片、沙格列汀片及阿格列汀片等。适用于2型糖尿病伴胰岛素抵抗患者。急性胰腺类患者禁用，其不良反应较少。

2. 胰高血糖素样肽-1（GLP-1）激动剂　此类药物通过激动GLP-1受体而发挥降糖作用，并有显著降低体重作用。GLP-1受体激动剂以葡萄糖浓度依赖的方式增强胰岛素分泌、抑制胰高血糖素分泌并能延缓胃排空和通过中枢性的抑制食欲而减少进食量。可单独使用或与其他口服降糖药物联合使用。常用药物是利拉鲁肽及艾塞那肽，需皮下注射。适用于糖尿病合并肥胖的患者。禁用于18周岁以下及妊娠哺乳期妇女，具有恶心、呕吐、便秘及消化不良等不良反应者。

3. 胰岛素

（1）胰岛素的种类：胰岛素制剂有动物胰岛素、人胰岛素和胰岛素类似物。根据作用时间分为短效、中效和长效胰岛素，并已制成混合制剂，如精蛋白生物合成人胰岛素注射液（预混30R），精蛋白锌重组人胰岛素混合注射液。

1）短效人胰岛素：短效人胰岛素起效快，而作用时间短。如生物合成人胰岛素注射液及精蛋白锌重组人胰岛素混合注射液。

2）中效人胰岛素：中效人胰岛素（NPH），起效时间，峰值和作用时间皆较短效胰岛素长。如精蛋白生物合成胰岛素注射液和精蛋白锌重组胰岛素注射液。

3）预混人胰岛素及胰岛素类似物：中效胰岛素和50%常规胰岛素的混合液；中效胰岛素和30%常规胰岛素的混合液。张先生用的就是预混胰岛素类似物门冬胰岛素30R（诺和锐30R）。

4）超短效胰岛素类似物：合成的胰岛素类似物，餐时注射，作用时间短。有赖脯胰岛素和门冬胰岛素两种。

5）长效胰岛素类似物：合成的胰岛素类似物，作用时间长，作为基础量胰岛素的补充。如地特胰岛素和甘精胰岛素。

（2）胰岛素的应用：张先生入院后因初发糖尿病且合并酮症采用了胰岛素治疗，血糖控制良好。那么，什么样的患者适合胰岛素治疗呢？

1）1型糖尿病：需要用胰岛素终身治疗。每日注射3～4次，或用胰岛素泵治疗，需经常调整剂量。

2）2型糖尿病：以下几种情况需胰岛素治疗，根据患者具体情况，可选用基础胰岛素或预混胰岛素起始胰岛素治疗。

A. 新发的2型糖尿病患者如明显的高血糖症状、酮症或酮症酸中毒，可首选胰岛素治疗。待血糖得到良好控制和症状得到显著缓解后，再根据病情确定后续的治疗方案。

B. 新诊断糖尿病患者与1型糖尿病鉴别困难时，可首选胰岛素治疗。待血糖得到良好控制、症状得到显著缓解、确定分型后再根据分型和具体病情制定后续的治疗方案。

C. 饮食治疗联合口服降糖药治疗仍未达到控制血糖目标，即可开始口服降糖药联合胰岛素的治疗。一般经过较大剂量多种口服药物联合治疗后，其糖化血红蛋白（HbAlc）仍大于7.0%时，即可考虑启动胰岛素治疗。

D. 在糖尿病病程中（包括新诊断的2型糖尿病），出现无明显诱因的体重显著下降时，应该尽早使用胰岛素治疗。

E. 有严重急慢性并发症、肝肾功能不全，感染、心脑血管意外、手术、创伤、妊娠等应激情况。

（3）短期胰岛素的强化治疗方案：张先生的糖化血红蛋白（HbAlc）为12.3%，高于9.0%的标准，符合短期胰岛素强化治疗的条件，予酮症纠正后，用胰岛素泵治疗，在极短的时间内消除了高血糖的毒性作用，使其胰岛分泌功能逐渐恢复，血糖稳定后停用胰岛素，只需要口服降糖药治疗。

对于糖化血红蛋白（HbAlc）＞9.0%或空腹血糖＞11.1 mmol/L的新诊断为2型糖尿病患者，可实施短期胰岛素强化治疗，治疗时间在2周至3个月为宜，治疗目标为空腹血糖3.9～7.2 mmol/L，非空腹血糖≤10.0 mmol/L，可暂时不以糖化血红蛋白（HbAlc）达标作为治疗目标。胰岛素强化治疗时应同时对患者进行医学营养及运动治疗，并加强对糖尿病患者的教育。患者张先生的胰岛素强化治疗方案是胰岛素泵持续皮下胰岛素输注后，改为预混胰岛素每天注射2次的方案。

· 注射胰岛素和吃药相比，哪个更好？·

有患者会问，张先生入院后就注射了胰岛素，而我现在是在吃口服降糖药，注射胰岛素是不是效果更好呢？

糖尿病患者胰岛素使用可见于：

（1）糖尿病起始阶段首选胰岛素治疗：1型糖尿病患者、新发2型糖尿病患者有明显高血糖，发生酮症或酮症酸中毒、新诊断1型和2型鉴别困难的患者，经典病例中的张先生是属于新发2型糖尿病发生酮症的患者，故要用胰岛素治疗。

（2）二线或三线启用胰岛素治疗：在生活方式和较大剂量多种口服降糖药联合治疗后血糖仍未达到控制目标，即可联合胰岛素治疗；糖尿病病程中出现无明显诱因的体重显著下降，尽早使用胰岛素治疗。

（3）糖尿病患者使用口服降糖药治疗：病程较短、血糖轻度升高、胰岛分泌功能较好或合并肥胖的患者，可以用口服降糖药单药或联合治疗。

因此，注射胰岛素和吃药相比，不存在哪个更好，需根据患者的个体情况选择相应的治疗方法。

· 如何降低使用胰岛素导致的低血糖风险？·

有不少患者跟张先生一样都需要用胰岛素注射治疗，然而却频频发生低血糖，张先生在出院后也出现血糖偏低，故使用胰岛素逐步减量，那么是否因为注射了胰岛素就会增加低血糖发生的风险呢？

胰岛素的不良反应有多种，包括低血糖、体重增加、水肿、眼屈光变化、注射部位硬结和脂肪萎缩等。其中以低血糖最为常见，也是最重要的。为了降低发生低血糖的风险，胰岛素治疗过程中要注意以下几点。

1. 掌握好胰岛素注射剂量　采用胰岛素注射器容易搞错剂量，所以建议患者使用胰岛素笔注射胰岛素，不仅提高了精确度，也减少了出错的机会。此外，如果注射者视力或认知能力不佳，也容易弄错剂量。所以,视力或认知能力不佳者应尽量避免为自己或为他人注射胰岛素。

2. 明确胰岛素使用时效　速效、短效和预混胰岛素必须在餐前注射,换言之,这三种胰岛素注射后必须进食适量的食物(如果血糖特别高也可以不进餐,但必须在医生指导下使用)。如果这三种胰岛素注射后没有在规定时间内进餐,可引起低血糖。中效胰岛素和长效胰岛素注射后则不需要进餐。

3. 保持饮食相对恒定,生活方式规律　糖尿病患者尽可能保持饮食相对恒定,生活方式有规律,尤其是胰岛分泌功能不佳时,如1型糖尿病、脆性糖尿病患者。如果因胃口不好,进食较少甚至不能进食或出现腹泻,则速效、短效和预混胰岛素必须减量甚至停止注射,否则容易出现低血糖症状。

4. 注射前核对药名及用量　注射前仔细核对药名和剂量,如果同时使用两种胰岛素,千万不能搞错。例如,采用"3+1"模式(即3次短效胰岛素注射+1次长效或中效胰岛素注射)的患者如果将速效或短效胰岛素当成长效胰岛素在睡前注射,可引起严重的低血糖。

5. 胰岛素注射后运动可适当减少　注射胰岛素后运动应适当减少,进食少许,以免发生低血糖。而且要避免注射部位的运动,因为这样会加快胰岛素的吸收,从而增加低血糖的风险。例如,胰岛素注射在上臂外侧要避免进行引体向上和投篮一类的运动,注射在腹部应避免进行仰卧起坐一类的运动。

6. 坚持监测血糖,定期调整胰岛素用量　坚持自我监测血糖以便及时发现高血糖或低血糖。新近接受胰岛素治疗的患者尤其需要监测血糖,因为随着血糖的控制,患者的胰岛B细胞功能可有一定程度的恢复,患者需要的胰岛素剂量可随之减少,通过血糖自我监测,可及时发现这一现象,通过适当减少胰岛素剂量可避免发生低血糖。血糖波动大的患者,可以做72小时动态血糖监测,每5分钟测定一次组织间液的血糖,描绘出血糖图谱,可以监测到毛细血管血糖的方法不能发现的高血糖或低血糖,以便及时指导治疗方案及生活方式的调整。

总之，低血糖是胰岛素治疗中不可避免的不良反应之一。但是，患者注意文中提及的细节，能够减少低血糖的风险。

·如何减少注射胰岛素时的疼痛？·

张先生入院后予以门冬胰岛素30注射液每天2次皮下注射以控制血糖，血糖控制良好，有些患者担心注射胰岛素会很疼，所以选择了放弃。其实只要找准了方法，注射胰岛素并不可怕。

1. 选择正确的注射部位

（1）根据使用的胰岛素种类选择相应的注射部位：使用短效胰岛素或与中效混合的胰岛素时，优先考虑的注射部位是腹部。对于中长效胰岛素，例如睡前注射的中效胰岛素，最合适的注射部位是臀部或大腿。

（2）定期检查注射部位：每次注射前检查注射部位，判断并避开出现疼痛、皮肤凹陷、皮肤硬结、出血、淤斑、感染的部位。如果发现皮肤硬结，请确认出现硬结的部位及硬结大小，避开硬结进行注射。

（3）定期轮换注射部位：每天同一时间注射同一部位（如医生推荐您每天早晨注射的部位是腹部，就应该一直选择在腹部注射，不要随意更换到其他部位）；每周按左右轮换注射部位（如大腿注射可以1周打左边，1周打右边）；每次注射点应与上次注射点至少相距1厘米。避免在1个月内重复使用同一注射点。

2. 掌握正确的注射步骤

（1）选择好注射部位，用酒精棉球消毒注射部位皮肤。

（2）注射时用一只手轻轻捏起注射部位2～3 cm宽的皮肤，并引起轻微疼痛，另一手握胰岛素注射器，将针头以45°～90°角快速刺入注射部位，推注药液，然后放松提起的皮肤。体瘦者和儿童以45°角进针注射，体胖者以90°角注射。选择直径为0.23 mm的胰岛素注射针头较0.25 mm的痛感轻，同时注射针头一针一换。

（3）胰岛素需放至室温下，待消毒皮肤的酒精挥发，注射器中无气泡，进针要快，进针和拔针时别改变方向，肌肉放松，更换注射部位，尽量减少注射器重复使用次数。

（4）注射后迅速拔出针头，拔针时不能改变方向，用干净棉球压迫注射部位5～8秒，但不要揉。整个注射过程，保持肌肉放松。若单次注射剂量大于40 U，分两次注射，在同一部位，注射最好间隔1个月以上。

3. 注射胰岛素时的相关注意事项

（1）要对患者做好心理诱导：对于年幼的患者，可以通过分散其注意力或游戏疗法（如先给毛绒玩具打针）等来帮助他们消除心理障碍；对年龄较大的患者可采用放松训练等激励式疗法。

（2）先备饭菜再注射胰岛素：糖尿病患者一般应在餐前30分钟注射胰岛素，而且要保证30分钟后可以进食。所以最好的办法就是准备好饭菜之后，再打胰岛素，这样可以避免某些危险情况的发生。

（3）注射后立即拔针不可取：在操作中发现，注射完毕后立即拔出针头可能会发生漏液的现象，使胰岛素利用度降低，影响降糖效果。

（4）重复使用注射器的注意事项：胰岛素专用注射器，重复使用会使针头出现毛刺、倒钩，增加注射时的疼痛，所以最好不要重复使用。如经济条件差可重复使用，但必须注意以下几点。

1）只能本人重复使用。

2）注射器在不使用时一定要盖上针帽。

3）除了干净的皮肤及胰岛素瓶塞外，不要让针头接触任何其他物品，否则需更换；针头弯了或钝了后不应再用。

4）不要用酒精擦拭针头。

5）尽量减少重复使用次数，反复使用不要超过2～3次。

（5）废弃针头不要乱丢：注射后的注射器及注射针头均属于医疗污染锐器，不合理的处理不仅会伤及他人，还可对环境造成一定的污染。因此，待针头拔出后，应立即将针头从注射笔上取下，将针头或注射器放入专用废弃容器内再丢弃。如果没有专用废弃容器，可以用加盖的硬壳容器等不会被针头刺穿的容器替代。

·糖尿病可以手术治疗吗?·

1. 手术治疗的理由　肥胖是2型糖尿病的常见伴发症。肥胖与2型糖尿病发病以及心血管病变发生的风险增加显著相关。尽管肥胖伴2型糖尿病的非手术减重疗法如控制饮食、运动、药物治疗能在短期内改善血糖和其他代谢指标,但对这些患者,这些措施对长期减重及维持血糖良好的效果并不理想。此外,有些降糖药物(如磺脲类、胰岛素等)会增加体重。临床证据显示,减重手术治疗既限制胃容量又减少营养吸收,使肠-胰岛轴功能恢复正常,可明显改善肥胖伴2型糖尿病患者的血糖水平,甚至可使一些患者的糖尿病"缓解"。此外,非糖尿病肥胖患者在接受手术治疗后,发生糖尿病的风险也显著下降。目前在《中国2型糖尿病防治指南》(2013版)中,正式将减重手术列为治疗肥胖伴2型糖尿病的手段之一。

2. 减重手术的适应证　年龄在18～60岁,一般状况良好,手术风险较低,经生活方式干预和各种药物治疗难以控制的2型糖尿病或伴发疾病(HbA1c > 7.0%)并符合以下条件的2型糖尿病患者,可考虑减重手术治疗。

(1) 可选适应证: BMI ≥ 32 kg/m^2,有或无并发症的2型糖尿病,可以手术治疗。

(2) 慎选适应证: BMI28～32 kg/m^2且有2型糖尿病,尤其存在其他心血管风险因素时,须慎重选择减重手术。

3. 手术方式　主要有5种:腹腔镜袖状、胃切除术、胃旁路术、腹腔镜下可调节胃束带术、胆胰旁路术。通过腹腔镜下可调节胃束带术的减肥手术最常用且并发症最少。

·糖尿病的综合治疗主要包括哪些内容?·

张先生在糖尿病诊治过程中采用了综合治疗,那么综合治疗包括哪些方面呢? 不仅要综合治疗,而且要达标,才能预防及控制相关并发症。

糖尿病的综合治疗除控制血糖、减少并发症以外,还包括控制血压、调脂、抗血小板聚集、减重及改善生活方式等多个方面。

·糖尿病患者综合控制目标值是多少?·

具体的各项指标的控制标准见表8。

表8 中国2型糖尿病患者综合控制目标

指　标	目 标 值
血糖(mmol/L)*	
空腹	4.4～7.0
非空腹	10.0
糖化血红蛋白(%)	＜7.0
血压(mmHg)	＜140/80
总胆固醇(mmol/L)	＜4.5
高密度脂蛋白胆固醇(mmol/L)	
男性	＞1.0
女性	＞1.3
三酰甘油(mmol/L)	＜1.7
低密度脂蛋白胆固醇(mmol/L)	
未合并冠心病	＜2.6
合并冠心病	＜1.8
体质指数(kg/m²)	＜24.0
尿白蛋白/肌酐比值[mg/mmol(mg/g)]	
男性	＜2.5(22.0)
女性	＜3.5(31.0)
尿白蛋白排泄率[μg/分钟(mg/天)]	＜20.0(30.0)
主动有氧活动(min/周)	≥150.0

*毛细血管血糖。

当然制定2型糖尿病患者综合调控目标的首要原则是个体化,应根据患者的年龄、病程、预期寿命、并发症或伴发症病情严重程度等进行综合考虑。张先生存在的问题包括高血糖、体重超标以及生活方式不健康等几个方面，需要严格控制。对大多数非妊娠成年2型糖尿病患者而言，理想的糖化血红蛋白（HbA1c）控制目标为＜7%。更严格的糖化血红蛋白（HbA1c）控制目标（如＜6.5%，甚或尽可能接近正常）适合于病程较短、预期寿命较长、无并发症、未合并心血管疾病的2型糖尿病患者，其前提是无低血糖或其他不良反应。相对宽松的糖化血红蛋白（HbA1c）目标（如＜8.0%）可能更适合于有严重低血糖史、预期寿命较短、有显著的微血管或大血管并发症，或有严重的并发症、糖尿病病程很长和尽管进行了糖尿病自我管理教育、适当的血糖监测、接受有效剂量的多种降糖药物包括胰岛素治疗仍很难达到常规治疗目标的患者。

五、糖尿病的并发症防治

·糖尿病肾病的临床表现及防治方法有哪些？·

张先生其糖尿病慢性并发症的表现不明显，但在诊治过程中要加强对糖尿病性肾病的防治。

糖尿病肾病是糖尿病常见的慢性并发症，是糖尿病全身性微血管病变表现之一，临床表现为蛋白尿、渐进性肾功能损害、高血压、水肿，晚期出现严重肾衰竭，是糖尿病患者的主要死亡原因之一。

1. 临床表现　早期多无症状，血压可正常或偏高。用放射免疫法测定尿微量白蛋白排出量＞200 μg/分钟，此期叫做隐匿性肾病，或早期肾病。如能积极控制高血压及高血糖，病变可望好转。如控制不良，随病变的进展可发展为糖尿病肾病，此时可有如下临床表现：

（1）蛋白尿：开始由于肾小球滤过压增高和滤过膜上电荷改变，尿中仅有微量白蛋白出现，为选择性蛋白尿，这种状态可持续多年。

（2）水肿：早期糖尿病肾病患者一般没有水肿，少数患者在血浆蛋白降低前，可有轻度水肿，当24小时尿蛋白超过3 g时，水肿就会出现。明显的全身水肿，仅见于糖尿病性肾病迅速发展者。

（3）高血压：在糖尿病性肾病患者中常见。严重的肾病多合并高血压，而高血压能加速糖尿病肾病的进展和恶化。故有效的控制高血压是十分重要的。

(4) 肾功能不全：糖尿病性肾病一旦开始，其过程是进行性的，氮质血症、尿毒症是其最终结局。

(5) 贫血：有明显氮质血症的糖尿病患者，可有轻度至中度的贫血，用铁剂治疗无效。贫血为红细胞生成障碍所致，可能与长期限制蛋白饮食，氮质血症有关。

(6) 其他临床表现：视网膜病变并非肾病临床表现，但却常常与糖尿病肾病同时存在。

2. 防治方法

(1)改变生活方式：合理控制体重、饮食，戒烟及适当运动等。

(2) 低蛋白饮食：在糖尿病肾病的早期目前主张限制蛋白质的摄入(每天0.8 g/kg)。对已有水肿和肾功能不全的患者，在饮食上除限制钠的摄入外，对蛋白质摄入宜采取少而精的原则(每天0.6 g/kg)，必要时可适量输氨基酸和血浆，可适当增加碳水化合物的摄入以保证足够的热量。

(3) 控制血糖：肾功能不全的患者可优先选择从肾排泄较少的降糖药如瑞格列奈、格列喹酮，严重肾功能不全患者应采取胰岛素治疗，宜选用短效胰岛素。

(4) 控制血压：降压药首选血管紧张素转化酶抑制剂(ACEI)或血管紧张素Ⅱ受体拮抗剂类降压药(ARB)，血压控制不佳者可加用其他降压药物。

(5) 纠正血脂紊乱。应使用他汀类药物严格纠正脂代谢紊乱。

(6) 控制蛋白尿：有效控制尿中蛋白的丢失可延缓病情的恶化速度。

(7) 透析治疗和移植。对于糖尿病肾病Ⅳ～Ⅴ期患者，由于肾小球滤过率进行性下降，一般会采用腹膜透析或血液透析方法来治疗，有条件的患者可采纳肾移植或胰肾联合移植。

·糖尿病视网膜病变的预防方法有哪些？·

张先生是初发糖尿病者，眼底检查基本正常，医嘱要定期眼科检查，同时控制好血糖、血压、血脂。

糖尿病可以引起各种各样的眼部疾病，如角膜溃疡、青光眼、玻璃体积血、视神经病病变，最常见的是糖尿病视网膜病变，糖尿病视网膜病变的患病率，随糖尿病病程发展而有所不同。糖尿病患者视网膜病变的发生率为21%～36%，对视力影响最大。一般来说，糖尿病眼底病变与患者的病程和血糖控制状况有密切的关系，病程长的相对眼底病变比较严重，不注意血糖控制的眼底病变也较为严重。所以患者应该及早预防，避免糖尿病眼病的发生。

1. 定期查眼底，注意发现视力的变化及其恶化

（1）初次被确诊为糖尿病的患者，应请眼科医师进行1次眼部检查，包括视力、眼底等方面的检查。

（2）血糖控制稳定的，每6个月散瞳检查1次眼底；血糖控制不稳定的，3个月检查1次。

（3）眼部有过内眼手术史（白内障手术、青光眼手术、玻璃体切割手术等）及眼底已有病变的糖尿病患者，眼部检查的间隔时间应缩短或遵医嘱复查。

（4）如果糖尿病患者已怀孕或打算在1年内怀孕，也应增加眼部检查的次数，因为怀孕常会使患者的眼病加重。怀孕后应于第1孕期内再进行眼底检查，以后定期复查。

（5）1型糖尿病患者，过了青春期后应定期检查眼底，2型糖尿病患者从发病后5年应每年检查1次或遵医嘱。

（6）如有眼部异常感觉，及时去找眼科医生检查治疗，并要缩短眼科随诊时间，如每半年或3个月1次。

2. 控制血糖　严格控制血糖是防治糖尿病眼病的根本措施。有人对这类患者进行过长达20余年的观察，发现血糖控制不好的糖尿病患者20年后有超过80%发生视网膜病变，而控制良好的患者只有10%左右出现视网膜病变，差异非常显著。

3. 控制血压　有人观察血压对眼底病变的影响，结果发现，高血

压组的糖尿病患者视网膜病变发生率高比非高血压组高34%。因此，认为血压是影响眼部病变的重要因素。有些患者现阶段血压不好，暂时没有任何反应，如长此以往，10年后，出现糖尿病视网膜病变的概率非常大，还会导致失明。

4. 控制血脂　当糖尿病患者血脂增高时，血液中含有大量三酰甘油的脂蛋白可使视网膜血管颜色变淡而近乳白色。这些脂蛋白有可能进一步从毛细血管中漏出，即视网膜脂质渗出，在视网膜上呈现出黄色斑片。如果脂质渗出侵犯到黄斑则可严重影响视力。高浓度的血脂可以激活血小板，使其释放多凝血因子，导致血小板聚积性增高，血管内血栓形成。若血栓发生于视网膜静脉内，可以导致视网膜血管血栓，后果非常严重，且不易被及早发现。视网膜中央静脉阻塞可表现为视盘周围环状出血、渗出及视网膜静脉扩张，可引起视力严重下降，特别是可造成老年人双目失明。

5. 养成良好的生活习惯　提倡科学规律的生活方式，必须戒烟戒酒，饮食要清淡，少吃辛辣、刺激和高脂肪的食品；适当锻炼，但避免剧烈运动；脑力劳动者要注意用眼卫生，避免长时间阅读、使用电脑等造成的视疲劳。

总之，糖尿病患者应该定期到医院眼科进行相关的检查，一旦发现眼睛出现早期病变，及早治疗并加强对血糖、血压、血脂的控制和监测，养成良好的生活习惯以避免出现失明等严重后果。

·糖尿病神经病变的临床表现及防治方法有哪些？·

1. 临床表现　糖尿病神经病变发生的机制目前还不是非常明确，大致是由于长期高血糖影响了神经微血管而导致神经供血减少与血液黏度增加，引起体内代谢紊乱、微循环障碍，造成神经缺血、缺氧而逐渐发生的。

最常见的是糖尿病周围神经病变，随糖尿病病程的延长，发病率呈明显上升趋势，可达60%～90%。糖尿病神经病变受损的神经不同，临床表现不同，而且可以有多个神经受损、多种表现同时存在的情况。可急性发作，也可表现为慢性过程，可累及感觉神经、运动神经和自主神经等。

糖尿病周围神经病变，确切地说，应为远端对称性多发性神经病变，患者的四肢会出现对称性疼痛或感觉异常，且以指尖对称性不适为主，早期表现为四肢远端感觉异常，如麻木、感觉减退（触觉、痛觉、温觉），典型者出现烧灼样、针刺样疼痛，四肢远端有戴手套、袜套的感觉。一般由四肢指尖逐渐向四肢发展并加重，早期患者可无明显症状，随着病程延长可出现肢端麻木感、蚁行感（蚂蚁爬行的感觉）、针刺感、灼热感等症状，晚期可发生肢端缺血、缺氧甚至造成坏死截肢的后果。

如果已患有糖尿病，并有以下一个或更多症状，就要怀疑是否已经发生了糖尿病神经病变，及时到医院就诊。

（1）足趾、手指有刺痛、蚁行感和烧灼感。

（2）足部常在不知不觉的情况下被烫伤或出现水疱、红肿。

（3）有下肢疼痛或麻木、走路无力并经常跌倒的情况。

（4）有腹胀、餐后不适、恶心、呕吐或经常便秘。

（5）皮肤变得容易受伤，且伤口易溃烂、经久不愈。

2. 防治方法

（1）饮食及运动治疗：戒烟、戒酒，合理控制饮食，养成良好的运动习惯。

（2）对因治疗：控制血糖和血压、纠正血脂异常、改善循环、营养神经等。

（3）对症治疗：控制疼痛、改善神经病变引起的麻木等不适。

（4）手术：比如外周神经减压术，有助于改善局部血流和疼痛。

·糖尿病下肢血管病变的临床表现及防治方法有哪些？·

糖尿病下肢血管病变主要是指下肢动脉粥样硬化病变（LEAD），糖尿病患者发生下肢动脉病变的危险性较非糖尿病患者明显增加，而且发病年龄更早、病情更严重、病变更广泛、预后更差。

由于糖尿病下肢血管病变与冠状动脉疾病和脑血管疾病等动脉

疾病在病理机制上有共性，如内皮功能的损害、氧化应激等，因此临床上这几种病变常同时存在，故糖尿病下肢血管病变对冠状动脉疾病和脑血管疾病有提示价值。糖尿病下肢血管病变对机体的危害除了导致下肢缺血性溃疡和截肢外，更重要的是这些患者的心血管事件发生风险明显增加，病死率更高。糖尿病下肢血管病变患者中仅有10%～20%有间歇性跛行的临床表现，大多数无临床表现，在50岁以上的人群中对糖尿病下肢血管病变的知晓率只有16.6%～33.9%，远低于冠心病和脑卒中。对于糖尿病下肢血管病变，目前存在着低诊断、低治疗和低知晓率以及高致残率和高病死率的状况，在很大程度上，糖尿病下肢血管病变处于一个灰区，被称为"心脏之外的心脏病"，常常没有明显症状而突然出现足部坏疽。

1. 临床表现　可有小腿、足部发凉、软弱、困倦、行路不能持久，行路感乏力加重，休息2～3分钟后即消失。以后可出现间歇性跛行：在行走一段路程后，小腿腓肠肌、足部酸痛，痉挛性疼痛，如继续行走，疾病更为加重，而被迫停步，或稍稍休息后，疼痛能缓解。随病变进展，可出现静息痛：肢体疼痛等在安静休息时出现持续性或间歇性加重。严重时，出现夜间和白昼持续疼痛与感觉异常。下肢患肢皮肤温度可降低，皮肤颜色改变，动脉搏动减弱或消失，溃疡、坏死。可以做相关的临床检查判定下肢的缺血情况：足部多普勒血管检查（踝肱指数ABI＜0.9可诊断）、经皮氧分压及下肢动脉CT血管成像（CTA）、数字减影血管造影（DSA）、磁共振血管成像（MRA）等检查。

2. 防治方法

（1）控制血糖、血压、血脂及其他代谢紊乱。

（2）抗血小板药物。

（3）扩血管药物。

（4）营养支持治疗。

（5）运动治疗。

（6）戒烟等。

·糖尿病合并心脑血管疾病的防治方法有哪些？·

张先生其糖尿病慢性并发症的表现不明显，并未合并明显的心脑血管疾病，但在今后诊治过程中要加强对糖尿病性心脑血管疾病的防治。

糖尿病是心脑血管疾病的独立危险因素。空腹血糖和餐后血糖升高即糖调节异常，虽然未达到糖尿病诊断标准，但其与心脑血管疾病发生风险增加相关。临床证据显示，严格的血糖控制对减少2型糖尿病患者发生心脑血管疾病及因心脑血管疾病导致的死亡风险作用有限，特别是那些病程较长、年龄偏大和已经发生过心脑血管疾病或伴有多个心脑血管风险因素的患者。因此，对糖尿病大血管病变的预防，需要全面评估和控制心脑血管疾病风险因素（如高血压和血脂异常），并进行适当的抗血小板治疗。

糖尿病确诊时及以后，至少应每年评估心脑血管病变的风险因素，评估的内容包括心脑血管病现病史及既往史、年龄、有无腹型肥胖、常规心脑血管风险因素（吸烟、血脂异常和家族史），肾损害（尿白蛋白排泄率增高等），房颤（可导致卒中）。静息时的心电图对2型糖尿病患者的筛查价值有限，对有患大血管疾病可能的患者（如有明显家族史、吸烟、高血压和血脂异常）应做进一步检查来评估心脑血管病变情况。

糖尿病合并心脑血管疾病的防治应着重从以下三方面防治。

1. 抗高血压预防　高血压是糖尿病的常见并发症或伴发病之一，流行状况与糖尿病类型、年龄、是否肥胖以及人种等因素有关，发生率国内外报道不一，占糖尿病患者的30%～80%。1型糖尿病出现的高血压往往与肾损害加重相关，而2型糖尿病合并高血压通常是多种心血管代谢危险因素并存的表现，高血压可以出现在糖尿病发生之前。糖尿病和高血压共同存在使心脑血管病、脑卒中、肾病及视网膜病变的发生和进展风险明显增加，增加了糖尿病患者的死亡率。反之，控制高血压可显著降低糖尿病并发症发生和发展的风险。生活方式的干预主要为健康教育、合理饮食、规律运动、戒烟限盐、控制体重、限制饮酒、心理平衡等。如生活方式干预3个月后血压不能达到正常值范围或初诊时血压即≥140/90 mmHg，即应开始药物治疗。降压药物选择时应综合考虑疗效、心肾保护作用、安全性和依从性以及对代谢的影响等因素。降压治疗的获益主要与血压控制本身相关。供选择的药物有血管紧张素转化酶抑制剂(ACEI)、血管紧张素受体拮抗剂(ARB)、钙离子拮抗剂、利尿剂、β受体阻滞剂等,其中ACEI或ARB为首选药物。为达到降压目标,通常需要多种降压药物联合应用。

2. 抗血脂异常预防　糖尿病患者每年应至少检查1次血脂(包括LDL-C、总胆固醇、三酰甘油及HDL-C)。用调脂药物治疗者,根据评估疗效的需要可增加监测次数。在进行调脂治疗时,应将降低(LDL-C)作为首要目标。

所有下列糖尿病患者,无论基线血脂水平如何,应在生活方式干预的基础上(包括减少饱和脂肪酸和胆固醇的摄入、减轻体重、增加运动及戒烟、限酒、限盐等)使用他汀类药物:

(1) 有明确的心血管疾病,LDL-C的控制目标是＜1.8 mmol/L。

(2) 无心血管疾病,但年龄超过40岁并有1个或多个心血管疾病危险因素者(早发性心血管疾病家族史、吸烟、高血压、血脂紊乱或蛋白尿),LDL-C的控制目标是LDL-C＜2.6 mmol/L。

(3) 对低风险患者(如无明确心血管疾病且年龄在40岁以下),如果患者LDL-C＞2.6 mmol/L或具有多个心血管疾病危险因素,在生活方式干预的基础上,应考虑使用他汀类药物治疗。LDL-C的控制目标是＜2.6 mmol/L。

3. 抗血小板预防　糖尿病患者的高凝血状态是发生大血管病变的重要原因,阿司匹林可以有效预防包括卒中、心肌梗死在内的心脑血管事件。阿司匹林已被推荐用于糖尿病患者和非糖尿病患者心脑血管疾病的一级预防和二级预防。无论是青年或中年、既往有或无心脑血管疾病的男性或女性,以及是否存在高血压,应用阿司匹林均可使心肌梗死及脑卒中发病率明显降低。

其他抗血小板药物如氯吡格雷等可作为替代治疗药物用于以下几类患者:阿司匹林过敏、有出血倾向、接受抗凝治疗、近期胃肠道出血以及不能应用阿司匹林的活动性肝病患者。

六、糖尿病的预防及护理

·糖尿病的三级预防是什么?·

张先生就是糖尿病的高危人群,符合年龄大于40岁,母亲及外公均有糖尿病,有肥胖,不良的生活方式等。如果他早点知道自己是糖尿病的高危人群,及时到医院做糖尿病的筛查,也不至于发展到出现糖尿病并发症–糖尿病酮症时才来就医。那么,什么是糖尿病的三级预防?

糖尿病一级预防的目标是预防2型糖尿病的发生;二级预防的目标是在已诊断的2型糖尿病患者中预防糖尿病并发症的发生;三级预防的目标是延缓已发生的糖尿病并发症的进展、降低致残率和病死率,并改善患者的生存质量。

·糖尿病患者如何选择水果?·

对于糖尿患者如何选择水果一直是一件令其迷茫和困难的事情,因为水果大多很甜,含糖多,长期以来被排除在糖尿病食品之外,有些患者甚至到了“谈果色变”的程度。其实,水果含有丰富的维生素、矿物质等营养素和膳食纤维,这些均为人体健康不可缺少的营养成分,对糖尿病患者也是很有好处的。因此,专家认为糖尿病患者是可以吃水果,关键是吃怎样的水果和何时吃水果,这就要掌握好如下进食水果的“四要素”了。

1. 掌握享用水果的时机　首先要对自己目前的血糖控制情况了如指掌,当血糖控制比较理想,不经常出现高血糖或低血糖,就拥有了享受水果的先决条件了。

2. 了解享用水果的时间　一般选择在两次正餐中间(如上午10时或下午3时)或睡前1小时试吃,既预防低血糖,又可保持血糖不发生大的波动。一般不提倡在餐前或餐后立即吃水果。

3. 了解享用水果的种类　水果的含糖量为6%～20%,糖尿病患者应选择含糖量相对较低及升高血糖速度较慢的水果。如西瓜、藕、荸荠、苹果、梨、橘子、猕猴桃等含糖量较低,较为适宜。而香蕉、红枣、荔枝、菠萝、葡萄等含糖量较高，不宜过量食用。大枣、桂圆与柿饼应限食。

4. 明确吃水果的数量　一般每人每天可进食100～200 g水果。大量吃水果会造成血糖迅速升高，加重胰岛的负担。因此，糖尿病患者必须把水果中的热量算在每天所需总热量摄取的范围之内，也可以与主食类的食品等份交换。

·糖尿病患者到底能不能饮酒?·

一般来说，多数患者都知道吸烟会加重糖尿病并发症进程，所以主动戒烟。但有不少患者认为饮酒对糖尿病的病程影响不大，少量饮酒还会有益于健康。然而，事实却并非如此，如果饮酒不当会导致糖尿病的血糖不稳及促使并发症的发生和发展。尤其是采用胰岛素治疗的患者空腹饮酒特别容易出现低血糖。而采用磺脲类口服降糖药的患者，饮酒则可引起心慌、气短、面颊发红等症状。过量饮酒还会导致高脂血症及酒精性脂肪肝，最终发生酒精性肝病及肝功能损害。据许多临床资料表明，饮酒的糖尿病患者每天总热量常摄入过多，血糖水平不易控制。其原因除乙醇(酒精)本身含有高热量外，主要是因为饮酒往往使饮食疗法执行不佳，且过量饮酒还有可能引起酮症酸中毒。

糖尿病患者最好减少饮酒，如欲饮酒建议少量饮用酒精浓度低的啤酒、干红葡糖酒，尽量避免空腹饮酒，每天饮酒摄入的酒精量不超过10～20 g。糖尿病病情控制不佳时，或合并肝胆疾病者，应限制饮酒。此外，糖尿病患者若饮酒应计算酒精中所含的总能量，女性每天饮酒的酒精量不超过15 g，男性不超过25 g(15 g酒精相当于450 mL啤酒、150 mL葡萄酒或50 mL低度白酒)。最后，每周不超过2次。

·糖尿病患者怎样合理运动?·

张先生体型偏胖，缺乏运动，因此，运动和减重是张先生在以后治疗中所要关注的重点，糖尿病患者平时想要运动，该注意哪些呢?

运动的原则：因人而异，量力而为，循序渐进，持之以恒，每周3～5次。对于糖尿病患者其运动应选择在餐后1～2小时进行，因此时血糖为高峰期，运动有助于血糖迅速转化。应该多做有氧运动，少做无氧运动（根据体内代谢有无足够的氧气供应，运动可分为有氧运动和无氧运动）。无氧运动通常是指高强度、快节奏的运动，比如拳击、短跑、踢足球等，糖尿病患者不宜参加这些剧烈运动。而慢跑、快走、做操等属于有氧运动，可以增加心、脑等器官的血氧供应，不会因疲劳而缺氧，适合糖尿病患者。合理的有氧运动后患者会自我感觉良好，精力充沛。

1. 运动种类

（1）快慢步行：步行速度可采取快慢结合的方式，先快步行走5分钟，然后慢速行走（相当于散步）5分钟，然后再快行，这样轮换进行。步行速度亦可因人而异。身体状况较好的轻度肥胖患者，可快速步行，每分钟120～150步；不太肥胖者可中速步行，每分钟110～115步；老年体弱者可慢速步行，每分钟90～100步。开始每天半小时即可，以后逐渐加大到每天1小时，可分早晚两次进行。

（2）室内运动：下蹲起立，开始每次做15～20次，以后可增加至100次；仰卧起坐：开始每次做5次，以后逐渐增加至20～50次。

（3）床上运动：分别运动上、下肢，做抬起放下，左右分开等动作，适合体质较弱的患者。

（4）其他：身体条件好的患者可以慢跑、跳绳、上楼梯、爬山、骑自行车、游泳、跳韵律操等。

2. 运动方式　运动方式有多种，可根据个人的病情、体力、爱好、场地和气候条件而决定。由于糖尿病患者的运动目的各不相同，具体如下。

（1）以减肥为目的：坚持每日上下楼梯（或中速跑步）60～90分钟，或以普通速度步行2～3小时。

（2）以降低血糖为目的：将每天摄入热量的10%～15%列为运动消耗。如体重为50 kg的成人可运动20分钟，上下楼梯（或中速跑步）消耗热量418 kJ，普通速度步行消耗热量209 kJ，游泳消耗热量836 kJ。

3. 运动强度　以安全为限　一般以运动时的心率（脉搏）来判断运动强度，安全的强度可用公式推算。简易推算法：安全心率=170−年龄（18岁以上成人）。

4. 注意事项

（1）运动时应开始适应做些准备活动，切记操之过急。

（2）不要空腹运动，以免出现低血糖休克，早锻炼前应喝一杯牛奶或吃几块饼干。随身带些糖果糕点，运动中若出现饥饿感、心悸乏力和头晕出汗等低血糖前兆，立即补充热量。

（3）避免在四肢部位注射胰岛素，因四肢运动会加速胰岛素进入血液，加速细胞对血糖的吸收利用，导致低血糖反应。

（4）运动应定时、定量，因糖尿病患者胰岛素缺乏，不能如常人那样随生活中各种情况引起的血糖变化而相应地调节胰岛素的分泌，故生活、饮食、用药和运动等，都应定时定量，使自己时刻处于平衡状态中。

（5）适可而止，心肺异常者，出现气促、心悸时，应停止运动。伴有心功能不全、冠状动脉供血不足，活动后心律紊乱加重者，伴有严重高血压者（血压高于180/105 mmHg）等要谨慎做运动，最好在运动前咨询专业医务人员，制定切合实际的运动计划。

（6）运动疗法要循序渐进，持之以恒，运动量因人而异，一般为每次30～60分钟，运动后微出汗，有轻度疲劳感但不气喘吁吁为宜。

（7）有并发症的中老年糖尿病患者，如严重肝、肾衰竭，心律不齐和血管栓塞等症，应在医师指导下进行运动。

（8）有活动性增生性视网膜病的糖尿病患者，为预防眼内出血，不宜参加剧烈运动。

（9）有末梢神经类的糖尿病患者足部感觉不敏感，应避免走路运动，同时应保护患者的神经末梢免受损伤。

病例张先生出院后遵医嘱进行合理的运动锻炼，加上科学的生活方式及配合药物治疗，血糖改善，体重也减轻了。

·糖尿病患者怎样进行足部护理？·

（1）坚持降血糖治疗，勿自行停药，定期复查血糖和糖化血红蛋白等。

（2）每天用低于40℃的温水洗脚，不要浸泡过长时间，洗脚前用手试水温，若对温度不敏感，请家人代试；洗净后用毛巾轻轻擦干脚趾间，防止伤及足部皮肤；如果双脚皮肤干燥，可适量涂抹润肤膏（但不能涂在脚趾间）；洗脚后仔细检查有无皮肤皲裂、水泡、小伤口、鸡眼等，检查足背动脉搏动、皮肤温度是否正常，脚趾有无变形，皮肤有无红肿，若发现问题，立即就医。

（3）选择合适的鞋袜，鞋子应选择鞋底厚软的，不要穿尖头皮鞋，不要选择透气性差的塑料鞋；袜子应选择质地柔软的棉袜或毛线袜，忌穿尼龙袜；忌赤脚穿鞋，每次穿鞋前需要用手摸、用眼睛看检查鞋子里是否有异物，是否有磨脚的破损处。

（4）天气寒冷时，慎用热水袋和取暖器。糖尿病患者因为足部和下肢温度觉减退，而容易发生烫伤。使用热水袋时切记用毛巾包裹，勿直接接触足部皮肤，建议最好不在足部使用取暖器。

（5）忌赤脚行走，防止硬物损伤皮肤；忌长时间步行，防止足部皮肤受摩擦而产生水泡，如果有水泡形成，切勿自行弄破水泡，应找医护人员处理。

（6）如果足部有灰趾甲、鸡眼、胼胝、真菌感染、甲沟炎等问题，应及时到医院就诊；遇有足部外伤或足部出现了较为严重难以愈合的溃疡，切不可忽视，更应及时到医院诊治。

七、关于糖尿病的中医知识

·糖尿病中医辨证分型及相应的治疗方药、药膳、茶饮有哪些？·

张先生除了运用胰岛素联合口服降糖药物治疗以控制血糖以外，还应用了中医的益气养阴、润燥生津的方法，拟方以“生脉散”加减，取得了较好的疗效。

1. 中医辨证分型及方药治疗

（1）气阴两虚证：

症状：倦怠乏力，自汗盗汗，气短懒言，口渴喜饮，五心烦热，心悸失眠，溲赤便秘，舌淡红少津，舌体胖大，苔薄白，脉弦细或细数无力者。

治则：益气养阴。

方药：生脉散加减。

中成药：消渴丸、渴乐宁胶囊、金芪降糖片、参芪降糖胶囊。

（2）阴虚热盛证：

症状：口渴喜冷饮，易饥多食，急躁易怒，怕热心烦，溲赤便秘，舌红苔黄脉弦数或滑数者。

治则：清热润燥、养阴生津。

方药：消渴方加减。

中成药：知柏地黄丸、十味玉泉丸、金芪降糖片、天芪降糖胶囊。

（3）阴阳两虚证：

症状：形寒怕冷，面色苍白无华，耳鸣腰酸，时有潮热盗汗，四肢欠温，大便溏薄，小便清长，阳痿早泄，舌质淡红，舌体胖嫩，边有齿痕，苔薄白或白腻，脉沉细或细数无力者。

治则：阴阳双补。

方药：金匮肾气丸加减。

中成药：金匮肾气丸、右归胶囊、左归丸、金水宝胶囊、百令胶囊、至灵胶囊。

2. 其他中医药治疗

（1）静脉滴注中药注射液：根据病情需要，选择益气养阴、活血化瘀、通络止痛的中药针剂（黄芪、参麦、苦碟子、灯盏花素、丹参酮、血塞通、丹红等）。

（2）中药外用：

中药泡洗：下肢麻和（或）凉和（或）痛者，可采用汤剂泡洗。可选用腿浴治疗器和足疗仪。

中药外敷：可选用芳香辟秽，清热解毒中药研磨加工双足心贴敷。

（3）非药物疗法：

1）膳食及药膳调配：可基于中医食物性味理论，进行药膳饮食治疗。

2）运动疗法：运动治疗的原则是适量、经常性和个体化。

3）耳穴埋豆：口干多饮者可选皮质下、内分泌、胰、脾、三焦；多食易饥者可选皮质下、内分泌、胰、脾、三焦、饥点。

4）穴位敷贴：倦怠乏力者可使用雷火灸敷贴肾俞、脾俞、足三里等。

（4）中药药膳：

1）枸杞子蒸鸡：

方法：枸杞子15 g，子母鸡1只，加料酒、姜、葱、调料，共煮熟食枸杞子、鸡肉并饮汤。

功效：滋补肝肾、敛阴生津。适用于肝肾阴虚型糖尿病患者。

2）虫草炖龟肉：

方法：冬虫夏草30 g，龟肉250 g，沙参90 g，盐5 g。龟肉切块，放入沙锅中，放入虫草、沙参和适量水，煮沸，加盐调味，再以文火炖至龟肉酥烂。每日2次食用。

功效：补益肺肾、养阴润燥。适用于肺肾阴虚型糖尿病，以及体质虚弱、骨蒸咯血等。

3）党参玉竹煲老鸭：

方法：党参30～50 g，玉竹30 g，老雄鸭1只，葱、姜、盐少许焖煮，熟后食肉饮汤。每周2～3次。

功效：益气养阴、生津止渴。适用于气阴两虚型糖尿病，对症见口干口渴、腰酸尿频、头昏耳鸣者有良效。

（5）中药茶饮：

1）菊槐绿茶饮：菊花、槐花、绿茶各3 g，沸水冲泡饮用。

2）生津茶：青果5个，金石斛、甘菊、竹茹各6 g，麦冬、桑叶各6 g，鲜藕10片，黄梨2个（去皮），荸荠（去皮）5个，鲜芦根（切碎）2支，上药共为粗末，每日1剂，水煎代茶饮。

3）黄精枸杞茶：黄精15 g，枸杞子10 g，绿茶3 g，温开水冲泡代茶饮。

八、关于糖尿病的其他相关知识

·糖尿病患者能不能怀孕？·

已有糖尿病的患者妊娠，称糖尿病合并妊娠。糖尿病患者能不能怀孕，根本上取决于糖尿病患者怀孕前糖尿病严重程度。存在以下情况的糖尿病患者：10岁前发病，病程≥20年；或合并单纯性视网膜病；或合并糖尿病性肾病；或眼底有增生性视网膜病变或玻璃体出血的患者一旦怀孕，对母儿危险均较大，不宜妊娠。

若器质性病变较轻、血糖控制良好者，可在积极治疗、密切监护下妊娠。但需注意的是，从孕前开始，糖尿病患者就应在内科医师协助下严格控制血糖值。

·什么是妊娠期糖尿病？·

妊娠前糖代谢正常或有潜在糖耐量减退，妊娠期才出现糖尿病，称为妊娠期糖尿病。糖尿病孕妇中80%以上为妊娠期糖尿病，糖尿病合并妊娠者不足20%。妊娠期糖尿病患者糖代谢多数于产后能恢复正常，但将来患2型糖尿病风险增加。糖尿病孕妇的临床病程复杂，对母亲及胎儿有较大危害，必须引起重视。

如妊娠期有多饮、多食、多尿症状，或外阴阴道假丝酵母菌感染反复发作，孕妇体重超过90 kg，本次妊娠并发羊水过多或巨大胎儿者都很有可能存在妊娠糖尿病的情况，需及早就医诊治。

妊娠期糖尿病的诊断标准见表9。

表9　妊娠期糖尿病的诊断标准

OGTT*	血糖（mmol/L）
空腹	≥5.1
服糖后1小时	≥10.0
服糖后2小时	≥8.5

* OGTT：口服葡萄糖糖耐量试验；1个以上时间点血糖高于标准即可确定诊断。

· 妊娠期糖尿病治疗有哪些？·

1. 妊娠期血糖控制标准 孕妇无明显饥饿感，空腹血糖控制在3.3～5.6 mmol/L；餐前30分钟在3.3～5.8 mmol/L；餐后2小时在4.4～6.7 mmol/L；夜间在4.4～6.7 mmol/L。

2. 饮食治疗 饮食控制很重要。理想的饮食控制目标应为既能保证和提供妊娠期间热量和营养需要，又能避免餐后高血糖或饥饿酮症出现，保证胎儿正常生长发育。

3. 药物治疗 对饮食治疗不能控制的糖尿病，胰岛素是主要的治疗药物。

4. 孕期孕妇及胎儿监护 每周检查一次直至妊娠第10周。妊娠中期应每两周检查1次，一般妊娠20周时胰岛素需要量开始增加，需及时进行调整。每月测定肾功能及糖化血红蛋白含量，同时进行眼底检查。妊娠32周以后应每周检查1次。注意血压、水肿、尿蛋白情况。注意对胎儿发育、胎儿成熟度、胎儿胎盘功能等监测，必要时及早住院。

· 儿童和青少年糖尿病常见吗？·

近年来，糖尿病发病逐渐趋于低龄化，儿童及青少年的发病率明显上升，并且青少年的2型糖尿病的发病率也有所增高。国际糖尿病联盟儿童青少年学会（ISPAD）指南将儿童及青少年糖尿病以如下顺序分类：1型糖尿病（免疫介导性和特发性）、2型糖尿病、特殊类型糖尿病（有原发性和继发性）、妊娠糖尿病（青少年妊娠目前有存在）。因此，今后我们要重视儿童及青少年糖尿病患者。

· 老年糖尿病的特点是什么？·

老年糖尿病是指年龄≥60岁（世界卫生组织界定＞65岁）的糖尿病患者，包括60岁以前诊断和60岁以后诊断的糖尿病患者。我国在2010年的2型糖尿病患病率的调查显示，老年人（≥60岁）患病率为22.86%。老年是糖尿病防治的重点人群。老年糖尿病的治疗目的是减少大血管和微血管并发症以提高生存质量和预期寿命。

老年糖尿病的特点如下：

（1）2型糖尿病是我国老年糖尿病的主要类型。

（2）老年糖尿病患者患病年龄、病程、身体状况、肝肾等重要脏器功能、并发症与伴发症、合并用药情况、经济状况及医疗支持、对治疗的预期以及其预期生存期均不同。

（3）随着年龄的增长，老年糖尿病患者的听力、视力、认知能力、自我管理能力下降，运动耐力下降。应关注运动治疗的风险、重复用药或遗漏用药的情况。

（4）进入老年期之前诊断为糖尿病的患者大多病程较长，慢性并发症常见。新诊断的老年糖尿病多起病缓慢，无症状或症状不明显。多在常规体检或因出现并发症、伴发症检查血糖或尿糖时发现。但诊断出糖尿病时一般已存在多种并发症，且比较严重。因此，老年糖尿病一经诊断，应该进行全面而细致的并发症筛查。

（5）老年糖尿病急性并发症临床症状不典型，常同时与其他疾病伴发，易误诊或漏诊。

（6）老年糖尿病患者对低血糖耐受性差，易出现无症状性低血糖及严重低血糖。反复低血糖发生会加重老年糖尿病患者的认知障碍，甚至诱发严重心脑血管事件。

（7）老年糖尿病患者可伴有多种代谢异常，部分同时患肿瘤或其他伴随疾病。

·糖尿病的发病与吃糖多有关系吗？·

张先生很喜欢喝可乐等含糖多的碳酸饮料，生活中为了预防糖尿病，很多人都认为应该少吃糖，否则容易患上糖尿病，那么多吃糖和糖尿病这两者之间到底有没有必然的联系呢？

其实这个问题不能一概而论，需要做具体分析。首先，医学上的"糖"和老百姓说的"糖"不完全相同。在医学概念里"糖"是指碳水化合物，包括多糖（如淀粉类）、单糖（如葡萄糖、果糖）和双糖（如蔗糖）等，而日常生活中所说的"糖"，就是单糖或双糖。其次，糖尿病是一种与多种因素有关的内分泌代谢病，如遗传、肥胖、自身免疫力缺陷等。因此，不能简单地把吃甜食和得糖尿病画上等号，它们之间没有必然的联系。

但是，如果吃糖过多，引起肥胖体重增加，会增加患糖尿病的风险。在物质匮乏且体力劳动多的年代，糖尿病的患病率很低，主要是因为肥胖的人极少。但随着人们生活水平日益提高和科技的发展，人们饮食结构已经发生了很大的变化，糖的摄入量都明显增加，包括糖果、白糖、红糖、冰糖等单糖和双糖，需要体力的工作越来越少，故导致体内糖类转化为脂肪比例也随之增高，肥胖人群也随之扩增，从而使患糖尿病的风险增加。再者，肥胖伴有糖尿病家族史的人、老年人等高危人群更容易得糖尿病。

因此，吃糖过多不会直接导致糖尿病，但会引起肥胖，增加患糖尿病的风险。为了预防糖尿病的发生，建议尽量少吃糖，少吃甜食。

·无糖的食物也会升高血糖吗？·

糖尿病患者应该正确认识糖与糖尿病的关系，合理安排饮食。很多患者一直错误地认为，只要不吃甜的东西，血糖就会下来的，因此认为咸面包、咸饼干等咸的食物是不会升高血糖，包括糖尿病专用甜味剂食品因不含糖也不会升高血糖，无须控制，这种观念是不正确的。

食物有甜味是因为含有单糖和双糖等，这些糖摄入后确实会引起血糖升高；但许多多糖类食物（如富含淀粉类的食物），虽无甜味，消化后却会分解成葡萄糖，同样会导致血糖升高。各种面包、饼干、米饭、馒头都是由含有淀粉的粮食所制，吃后会在体内经淀粉酶转化成葡萄糖而导致血糖升高。

无糖食品只是不含葡萄糖、果糖或蔗糖，但仍属糖类食品，它到底能食用多少，必须在一天总热量份额内合理安排，不能任意食用。在食用无糖食品时，这部分食物应计算入主食总热量，食用了无糖食品后必须减少主食的摄入量。如果食用50 g无糖糕点，就应减掉馒头或米饭的量，这样摄取的热量才不会超标。

主要参考文献

陈灏珠，林果为，王吉耀．实用内科学．北京：人民卫生出版社．2015.

陈家伦．临床内分泌学．上海：上海科学技术出版社．2014.

葛均波，徐永健．内科学．北京：人民卫生出版社．2013.

黄云鸿．糖尿病患者健康长寿秘诀．上海：上海科学技术出版社．2011.

廖二元．代谢病．北京：人民卫生出版社，2012.

许曼音．糖尿病学．上海：上海科学技术出版社．2010.

中华医学会糖尿病学分会．中国2型糖尿病防治指南（2013年版）．北京：北京大学医学出版社．2014.

中华中医药学会．糖尿病中医防治指南．北京：中国中医药出版社．2007.

大可．实用的常见食物热量表．糖友教育专刊，2016，4：14—17.

魏凤江，蔡春友，时文涛．2型糖尿病合并高尿酸血症与胰岛素抵抗、血脂及血压相关性的研究．中国糖尿病杂志，2013，21（2）：97—99.

杨化冰，徐丹林，马骏．补脏通络方对糖尿病大血管保护作用机制．中国老年学杂志，2014，24（21）：6135.

主编信息

·基本信息·

吴坚，女，50岁，毕业于第二军医大学，硕士学位，硕士研究生导师。现任上海中医药大学附属上海市中西医结合医院内分泌科主任、西医内科教研室主任，虹口区卫生和计划生育委员会医学重点专科负责人，硕士研究生导师。中国中医药研究促进会内分泌学分会副会长，中国医师协会中西医结合医师分会内分泌代谢病专家委员会常务委员，上海市中西医结合学会内分泌代谢病专业委员会常务委员，上海市中医药学会糖尿病学会委员，上海市中西医结合学会虚症与老年病专业委员会委员，上海市康复医学工程研究会糖尿病康复专业协作委员会委员，《中国糖尿病杂志》基层专刊编辑委员会委员，上海市科学技术委员会专家库成员，上海市医患纠纷人民调解专家咨询委员会成员，上海市虹口区"治未病"中心特聘专家，上海市虹口区医学会第三届医疗鉴定专家库成员，上海市卫生与计划委员会2011年第一期西医学习中医在职培训班毕业。参编专著7部，主持市、局、区级科研项目10余项，其中市科委课题1项、市级课题2项，并发表科研论文近50篇。

·擅长领域·

从事内分泌专业临床、科研、教学工作近二十年，主要研究方向为中西医结合防治糖尿病慢性并发症，对于难治性甲亢、肥胖症、继发性高血压等疾病的诊治也有独特之处。

·门诊时间·

专家门诊：每周三下午、每周四上午；特需门诊：每周二上午。